過敏不一定靠藥醫

【增訂版】

劉博仁醫師的營養療法奇蹟之3

營養醫學博士
百大良醫 劉博仁 著

目錄

PART 2 讓人頭疼的7大過敏疾病

PART 3 治療過敏第一步——從過敏源頭對症下藥

PART 4

中西醫抗敏療法比一比

PART 5

抗過敏新選擇——營養醫學的抗過敏奇蹟

・本書隨時舉辦相關精采活動，請洽服務電話：02-23925338 分機 16。
・新自然主義書友俱樂部徵求入會中，辦法請見本書讀者回函卡。

營養醫學，根治過敏不藥而癒

看了劉醫師這本《過敏，不一定靠藥醫》的新作，讓我想到中國春秋時期的傳奇人物——王禪，人稱鬼谷子，他的「觀往驗來」思想，造就了戰國兩大政治家蘇秦與張儀合縱連橫的戰略，強調的是「對應」與「因應」之間的哲學，對應是過去，因應是未來，在過去和未來之間，揭示「現在」的情境。

王禪的經典名句：「反以觀往，複以驗來；反以知古，複以知今；反以知彼，複以知此。動靜虛實之理不合於今，反古而求之。」講的是一個因果關係，從因加以解決，才會改變果的途徑。相信對過敏體質的治療也是一樣，觀往知彼，找到過敏的源頭；驗來知己，治療現有的過敏症狀；因應調理，想辦法提高身體的免疫力。猶如劉醫師獨創的「ATM抗敏法則」，不僅在書中有分門別類的敘述，提出生活處方箋和營養醫學處方箋，供讀者參考，更將醫學和營養學化繁為簡，融入個人生活情境，期能使過敏不藥而癒，實為本書一大特色。

不藥而癒也非一成不變，但要符合學理，站在醫學立場，生病時還是要看醫師，針對此書而言，強調過敏治療的完整步驟：認知（找出過敏源）、和解（症狀治療）、整合（營養醫學抗敏），這三步驟就像王禪的名言：「凡謀有道，必得其所因，以求其情；審得其情，乃立三儀。三儀者，曰上、曰中、曰下，參以立焉，以生奇。」意思是說，凡是謀求解決之道都要遵循一定的法則。一定要弄清緣由，以便研究實情。根據研究，來確定「三儀」。三儀就是上、中、下。三者互相參究，就可以謀劃出奇計，而奇計是所向無敵的。

劉醫師的根治過敏「三步驟」，猶如「三儀」，互相參究，結果所向無敵。對抗過敏體質，就要上、中、下兼攻之，才能不藥而癒。

劉醫師是位多才多藝的好醫師，跨耳鼻喉專科潛研營養科學有成，曾榮獲《商業周刊》百大良醫專刊推薦醫師，精通書法與繪畫外，還是吹奏薩克斯風的高手，目前還在中山醫學大學營養科學研究所博士班深造，多藝好學之外，更將營養學帶進自家廚房，煮出一道道營養又美味的好菜，堪稱醫界奇才。

劉醫師不藏私，將滿腹所學化為生活書籍，短短幾年已寫了多本暢銷書，這本《過敏，不一定靠藥醫》新作，對過敏疾病有很獨到的見解，又有實用價值，特鄭重予以推薦，是一本值得展讀而且有益之好書。

澄清醫院中港院區院長

張金堅

營養醫學，解決許多疑難雜症

本書是劉醫師推出的第三本有關營養醫學與疾病預防及介入治療的書。其重點集中在過敏的機轉，以及介入治療適用的營養素配方。

營養醫學從二十多年前開始萌芽至今，已進入主流醫界、營養界及藥業。平心而論真正得一窺究竟，而將這門學問發揮在實際使用上並不多見。在台灣，劉醫師是第一位開始營養醫學門診而獲得成功的範例。他以其對營養醫學的深刻了解，對配方與營養品的品質嚴格要求，加上熟知生理與病理，同時使用對的營養介入，使求診者身體健康得到大幅的進步，解決了許多疑難雜症，嘉惠患者。

如今，在本書中，劉醫師以淺顯易懂的說明，將其在營養醫學領域看診的範例及心得，無私地分享給讀者，不但對有需求的人能找到可以解除其病情的方法，同時也對相關科別的醫界同儕提供了極具醫學科學根據的解說，對不容易完善解決的過敏等病症，可以得到可信的治療方式。最難能可貴的是，劉醫師不厭其煩敘述了如何從生活環境、飲食、營養、運動等複合健康管理上來下手，使患者對過敏相關疾病能得到妥善治療。非常期盼劉醫師在營養醫學領域有更多成就，讓更多人受惠。

台灣營養醫學推廣協會創會理事長

作者序

抗敏成功真的不是夢！

過敏患者真是太多了，周遭的朋友隨便一指，就有超過一半的機率是過敏患者。不論是鼻過敏、皮膚過敏、異位性皮膚炎、氣喘、腸道過敏、甚至藥物過敏，對患者的生活品質影響層面都非常大。

在人類進化的過程中，免疫系統的強化使得人類可以避免細菌、病毒之感染危害，也可以幫助人體隨時偵測癌細胞，以降低腫瘤的產生，當然奇妙的免疫系統還可以偵測出外來物質，以特殊症狀告訴你我這是你不喜歡的東西，此即是「過敏反應」。輕微的過敏反應不但沒有壞處，還可以提供我們一些警訊，告訴我們應該做一些自我防護，例如天氣一冷，有人就開始打噴嚏或是輕微咳嗽，此時我們就會添加衣服以避免著涼感冒，但是如果這種過敏反應太過強烈，產生嚴重流鼻水、鼻塞、氣喘、頭昏、頭暈、睡眠障礙等，那就不是樂見的反應了。遺憾的是，隨著生活食衣住行的模式改變，造就了過敏疾病的大躍進，也造成醫藥界對於抗過敏藥物的持續開發，但是問題解決了嗎？當然不。

醫師常開的藥物是可以緩解症狀，但是談到根治過敏，那還太早，加上台灣健保奇蹟，拿藥方便，因此面對過敏宿疾，患者只好無奈的一直找醫師開藥，因為過敏疾病在健保規範屬於慢性病，醫師也樂得幫患者開連續處方，一拿就可以拿三個月的藥，可是問題解決了嗎？當然沒有。我經常想，如果患者能夠降低吃藥的次數以及頻率，甚至可以減少併發症，或不用老是求醫，那不是更好嗎？

經過多年的家庭醫學、耳鼻喉科學、營養醫學的執業經歷後，我將過敏疾病的基礎、臨床治療、藥物應用、患者調理、營養處方原則化繁為簡，無私地寫入本書，目的是希望對於焦慮、沮喪的過敏朋友，提供一條完整的調理法則。

讀者在閱讀之前，可以先測驗一下自己的過敏IQ指數，然後看看PART 1，也就是治療過敏前，你一定要先知道的事，然後再針對自己罹患的過敏疾病，參考PART 2，此章節中，除了解析台灣人常見的七大過敏症原因外，還將告訴你，如何運用我獨門抗過敏法則，以營養處方和生活處方來幫助身體提升能量、擺脫過敏症困擾。當然讀者也應該從過敏源頭對症下藥，也就是PART 3章節所提到的真正的「治敏之道」。在PART 4裏，我將中西醫抗敏療法比一比，也提出一些讀者的疑問，像是「過敏是不是只能靠吃藥減緩症狀」、「吃中藥是否比較不傷身」、「為什麼常聽人說過敏醫不好，只能控制」等問題。當然PART 5則是我整理的抗過敏新選擇——營養醫學，將告訴各位營養醫學的好處是什麼？這些營養素的機能又是如何？為什麼可以治療過敏甚至癌症等疾病呢？告訴你營養醫學是如何創造抗敏奇蹟的。

回想過去每天忙於看診、手術、教學、行政、念博士班，一回家就躲進書房參考許多論文資料，一個字一個字的敲著鍵盤，如果沒有家人的支持，我是無法完成這本書的。當然也相當感謝新自然主義公司發行人洪美華、總編輯蔡幼華的不嫌棄，從二〇一一年出版的《疾病，不一定靠「藥」醫》，到二〇一二年的《營養醫學的抗癌奇蹟》，都獲得廣大讀者的回響，這次針對過敏疾病朋友出版這本書，真正希望能夠給大家一個過敏整合之道，祝大家抗敏成功。

台中澄清綜合醫院中港分院營養醫學門診主任、睡眠醫學中心主任、耳鼻喉科主治醫師

劉博仁

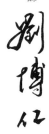

前言

陪他們走過過敏這條漫漫長路

「哎呀，你這是過敏啦！」我想，大多數正在看本書的讀者，對這句話並不陌生，因為在台灣，有過敏疾病的人實在是太多了。

記得一九九〇年時，剛從醫學院畢業的我在某醫院的家醫科當住院醫師，第一個門診處女秀就是遇到一名氣喘病患。他一邊使勁呼吸，一邊對我述說他的痛苦，在當時主治醫師的指導下，我為患者開了口服支氣管擴張藥以及低劑量類固醇。從那之後，我知道，只要遇到過敏患者，無論是鼻過敏、氣喘、皮膚過敏還是藥物過敏，只要開立這兩項基本款藥物——類固醇和抗組織胺，就可以輕鬆幫病人控制過敏症狀。

但隨著找我看診的患者越來越多，他們雖然都按時吃藥、保養，卻始終無法和過敏症說掰掰。這些人中，有的因鼻過敏出現嚴重睡眠缺氧，還有口乾、口臭，學習力下降等困擾；有的因異位性皮膚炎而出現睡眠障礙、憂鬱，甚至因皮膚會脫屑、乾燥，影響外觀，無法積極參與運動等活動，導致脾氣不穩，社交關係變差。至於那些有氣喘的人更是難熬，經常胸悶、咳嗽、喘鳴，甚至因急性支氣管收縮，而必須多次出入急診室。過敏所帶來的身心傷害，恐怕是局外人很難體會的痛苦。

在門診室，我看著這些為數不少的過敏患者，在就診、控制、復發、藥物副作用及金錢損失的無奈循環中，漸漸喪失信心，只求能安穩度過不發作的每一天。我的心中，其實充滿了不捨與難過。

對抗過敏，只能如此消極嗎？在我開始以營養處方來協助病人調整身體後，我發現和單純用類固醇及抗組織胺等過敏藥相比，營養處方對症狀的緩解、對過敏的保養，效果其實不低，如果再搭配傳統過敏用藥的話，對過敏症狀的控制，其實有相當不錯的成績。

以下，就是陪患者一起走過過敏醫治這條路後，我從他們身上得到的回饋與感動。

第一次遇到張先生是在二〇〇九年七月的某個午後。五十一歲的他，一進診間就立刻對我行九十度鞠躬禮，說：「劉醫師好，久仰大名，我住在台南，今天來是希望你能幫我的忙。」

原來他從小是一名運動健將，田徑比賽不管是跑、跳都是他擅長的項目，為了讓他營養好，他的父親每日都要他多吃鮮奶、雞蛋。大多時候，身體也沒什麼問題，最多偶爾因鼻子過敏，需要去診所洗鼻子、拿藥。直到上了高中某天，他突然全身發癢起疹子，於是，家人趕緊帶他到診所，當時醫師立刻為他注射了針劑，於是疹子很快就退了，身體也不癢了。沒想到，大學三年級的時候，同樣的情形又患了一次。這一次，醫師照例再幫他打一針，並給他一週的藥。一週後，張先生的疹子好了，但卻是噩夢的開始。從此之後，他反覆的出現全身發癢、紅疹以及皮膚脫屑的情形，嚴重影響他讀書、睡眠、人際關係及生活品質。

為了尋求根治之道，他的家人陪他從診所看到醫學中心，從皮膚科看到免疫風濕科，從西醫看到中醫，甚至特地到大陸北京尋訪名醫。結果，西醫的診斷從異位性皮膚炎、濕疹、蕁麻疹、癢疹、乾癬、黴菌感染等都有，但卻沒有找出真正的病因；中醫則認為是風熱，但張先生吃一段時間中藥後，過敏的情形卻好好壞壞，始終不見效。他有次甚至還誤聽某位中醫師的話，煮蟾蜍湯來喝，結果更慘，甚至造成肝功能指數上升。除了中西醫外，他還去廟裡問師父。結果師父說他是前世業障未除，上輩子是土匪，殺了不少人，還曾放火燒村莊，其中一個村民被火燒死時，極為痛苦，因而此世就報復到他的皮膚上。他聽完後十分驚恐，趕緊花十萬元做法事，結果也是無濟於事。

看張先生說到眼角泛著淚光，他的心聲與無奈也滲入我心中。為了慎重起見，我先為他做了一滴活血及乾血檢驗（見本書 PART 2），看看血球型態以及血液微環境，結果發現常見的氧化壓力（也就是身體老化指標之一，與老化、慢性疾病、癌症有關）、血球串聯呈現血液偏酸情形以及腸菌，證明他還有嚴重腸漏症（見本書 PART 4）。另外，我再重新為他做過敏原檢測，包括健保給付的急性過敏原檢測以及自費檢測的 IgG4 食物不耐檢測（見本書 PART 2）。結果發現，張先生的急性過敏原包括塵蟎、狗毛、牛奶、蛋白、蝦子，而食物不耐 IGg4 檢測發現，他對蛋白、牛奶、花生、奇異果、酪蛋白、蝦子、杏仁都有不同程度的敏感。

看到檢驗報告後，張先生非常訝異，因為他曾檢測三次急性過敏原，都沒發現自己對花生及奇異果過敏。因此除了早就不吃的牛奶和雞蛋外，我請他兩個月內不要吃任何會引發他過敏的食物，並以營養醫學補充品（每日服用包括一．五公克天然魚油、五百毫克GLA月見草油、機能性益生菌、二十公克麩醯胺酸、十五毫克胺基酸螯合鋅、二百微克硒酵母等，詳細機轉可見本書 PART 4）來為他調理。

兩個月過去了，張先生一進入診間就急著對我說：「劉醫師，你救了我一命，我的皮膚病已經好了九成。」聽到他這麼說，我當然也替他感到高興，因為我的營養醫學處方，終於讓他結束了這段處處求醫的迷航之旅。

如今，經常有過敏患者來找我，希望可以透過營養醫學處方來治療過敏，在得到良好控制及降低發作頻率後，我從他們的口中、眼中，看到了終於鬆一口氣的放心與安心，更讓我信心大增。於是當患者們開口對我說：「劉醫師，既然你醫治過那麼多人，且都有不錯的療效，可不可以為我們這些無奈的過敏患者寫一本專書，讓我們可以好好參考。」我終於下定決心動筆，寫下這本書。

這本書集結了我所有醫治過敏疾病的心路歷程，描述我如何和我的病患們走過過敏醫治的漫漫長路。我希望透過這本書，能真正幫助所有正飽受過敏困擾的患者，找到一條真正的解脫之道。

閱讀之前

3分鐘測出你的過敏IQ指數！

很多人都以為自己「久病成良醫」，對過敏一點都不陌生。但事實的真相是什麼呢？以下是關於過敏的十個小問題，在閱讀本書之前，請你先來試試看！

Q1

我有嚴重氣喘，應該是和我吸入的空氣有關？

A：錯

造成氣喘的原因其實很多，從呼吸道進入體內、吃的食物誘發、內因性（如壓力或睡眠不足）、氣候變化等等都有可能誘發過敏氣喘反應。一般說來，醫院過敏原檢測可以檢測出大部分的過敏原。我曾遇過一位因氣喘經常進出醫院的七歲小朋友，最後透過檢測食物不耐，發現他的過敏原主要來自奇異果，因此戒吃奇異果並配合營養療法後，幾乎不再住院。除了食物外，常見的其他誘發氣喘的過敏因子還包括：香菸、香水、胃酸逆流、戶外空氣污染

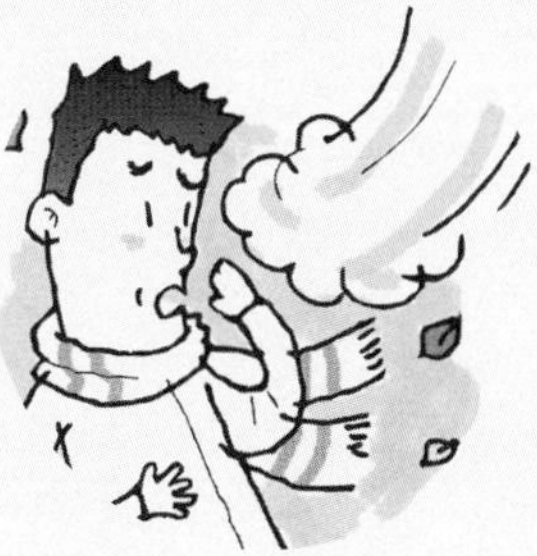

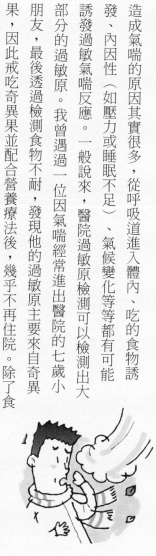

物懸浮微粒（$PM_{2.5}$和PM_{10}）、二氧化硫（SO_2）、氮氧化物（NO and NO_2）、一氧化碳（CO）、臭氧（O_3）及其他化學刺激物質，還有室內空氣污染物一氧化氮、二氧化氮、一氧化碳、二氧化碳、二氧化硫、甲醛和生物性毒素等，都是必須小心的。

Q2

從小就有異位性皮膚炎的人，如果不好好調整體質，長大還可能演變成其他過敏疾病，像是氣喘、過敏性鼻炎等。

A：對

如果幼兒有異位性皮膚炎體質，一定要趁早調理，因為醫學上有所謂的「過敏進行曲」（Allergy March），意思就是，如果沒有將過敏體質調整好，長大後很可能也會罹患過敏性鼻炎、氣喘或是過敏性結膜炎等疾病，真的不可等閒視之。

我經常建議家有異位性皮膚炎的小朋友家長，一定要多多注意小朋友的病情，並適時以營養醫學補充品來調理，像是機能性益生菌、天然魚油等。而過敏原的避免以及冰冷、垃圾食物應盡量不要吃，最好配合規律運動、不熬夜，如此才能降低未來發生其他過敏疾病的機率。

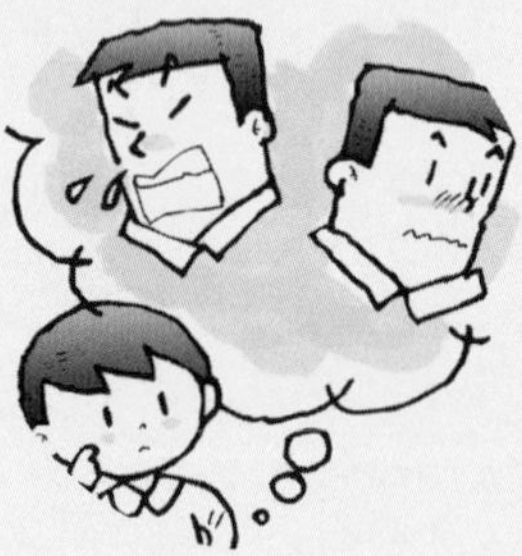

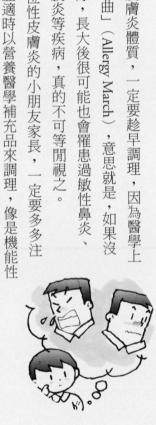

Q3
我因為鼻子過敏的關係，所以晚上會鼻塞打呼，除了吵到太太睡覺外，應該沒什麼影響吧！

A：錯

如果你是鼻子過敏導致打呼或打鼾的話，除了會造成配偶嚴重睡眠干擾外，也有可能得到合併阻塞型睡眠呼吸中止症。如果每小時呼吸中止次數大於三十次以上，就算是重度睡眠呼吸中止症，如此一來，你得到腦中風、心肌梗塞、心律不整風險就增高了。此外，睡眠打呼還可能有其他合併症，包括記憶力減退、頭暈、鼻竇炎、氣喘、黑眼圈、社交恐懼症等等，真的不可輕忽。

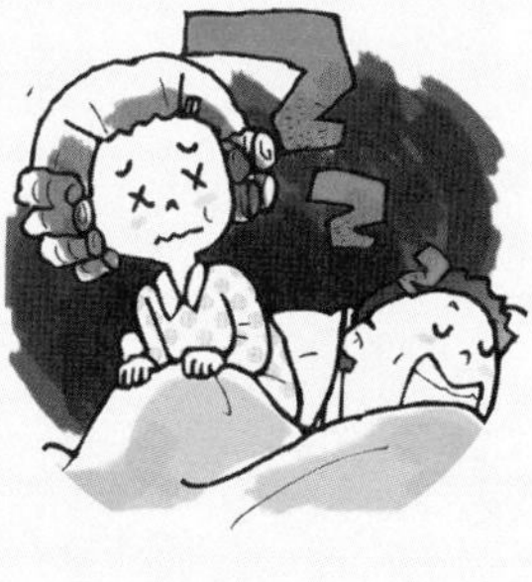

長期鼻過敏、鼻塞，會造成腦部缺氧，氧化壓力大，自由基累積，逐漸引起神經髓鞘老化，記憶力以及統整力會慢慢受到影響，小朋友也會因為嚴重鼻過敏造成學習力降低，整體表現下降。

Q4

我家弟弟因為過敏經常眼睛癢，我會去藥局幫他買眼藥水。因為非常有效，所以只要他眼睛癢，我就幫他點藥水。

A：錯

許多眼藥水都含有類固醇，因為類固醇眼藥水效果快速，所以易遭濫用，如果長期不當使用的話，會造成眼睛抵抗力降低，增加感染機會，還可能造成眼壓上升、青光眼、視神經萎縮等不可逆的後遺症，所以眼藥水一定要有眼科醫師的處方才行。

如果是過敏性結膜炎發作的話，建議可先稍微局部冰敷，降低眼睛充血情形，此時眼科醫師通常會使用局部抗組織胺、局部血管收縮劑、局部非類固醇性抗發炎藥劑、肥胖細胞安定劑或是類固醇的眼藥水，並視症狀調整使用情形。總而言之，切記不要自己當醫生，以免產生併發症。

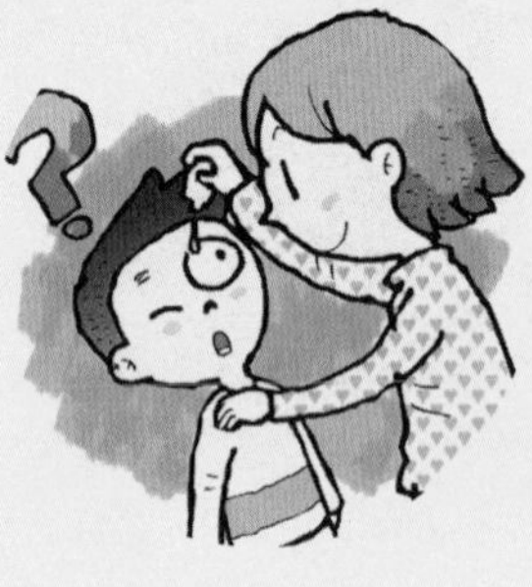

Q5

聽說五顏六色的糖果也有可能造成過敏？

A：對

糖果含有各種食用色素，食用色素可能造成皮膚或是呼吸道過敏，食用色素包括食用紅色六號、食用紅色七號、食用紅色四十號、食用黃色四號、食用黃色五號、食用綠色三號、食用藍色一號、食用藍色二號、二氧化鈦等等。當然，不只糖果，甜點、蛋糕、飲料、加工食品如果添加高劑量色素，也會造成過敏，其他會引起過敏的食品添加物還包括防腐劑以及漂白劑。

其中，值得讀者注意的是，非法食品添加劑對身體的傷害尤其嚴重，包括二氧化硫、甲醛、螢光增白劑、非法色素、吊白塊、非法人工甘味劑、硼砂等，不但與嚴重過敏有關，還可能致癌，大家須特別留意。

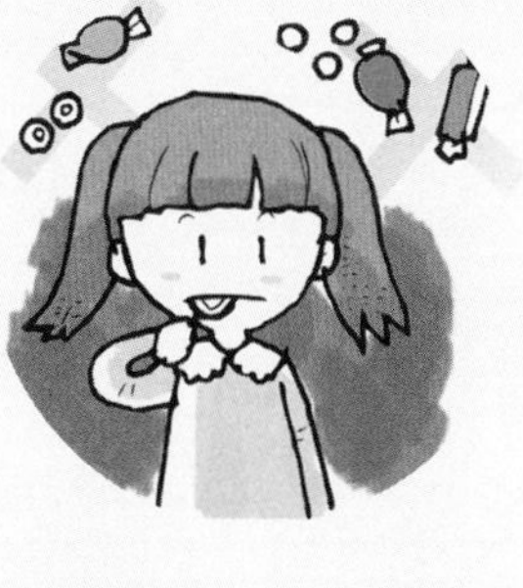

Q6

我因為鼻子過敏，容易咳嗽，因此所有寒涼屬性的食物絕對不可以碰，以免加重症狀。

A：錯

所謂寒涼性食物包括西瓜、苦瓜、絲瓜、白菜、梨子、蘿蔔、西洋菜、黃瓜、金針、小黃瓜、冬瓜、茄子、菠菜、竹筍、茭白筍、葡萄柚、橘子、芹菜、海帶、椰子、昆布、海藻、紫菜、奇異果、香蕉、檸檬、柿子、綠茶、香菇、白木耳、螃蟹、蛤蚌等。這種以經驗法歸納出來的食物寒熱屬性法則，雖可初步提供參考，但不宜全然禁止，否則反而會造成營養失調，更得不償失。

比較正確的做法是先找醫師檢測急性過敏原以及慢性食物不耐檢測，有急性過敏反應之食物，不管其寒涼溫熱，都應盡量避免，然後詳做飲食日記，仔細記錄每日所吃的食物，包括食用時的溫度狀況，注意可能誘發食物，或是自我測試，由少量到多攝取可能引發過敏的食物，如此也可以幫助你找到真正誘發過敏反應的食物量。

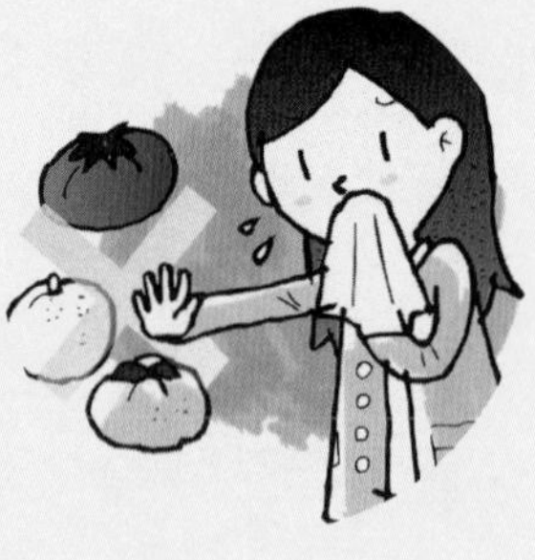

Q7 偏頭痛與壓力有關，食物與偏頭痛的發作應該沒有關聯。

A：錯

偏頭痛跟食物過敏也有關係，研究發現，慢性偏頭痛患者血液中的酪胺（Tyramine）、多巴胺、正腎上腺素都比常人高了許多，而這些物質正是會刺激血管的因子。當腦血管被刺激後，就會產生血管發炎、擴張、收縮等狀況，於是偏頭痛也就無可避免了。

要治療偏頭痛，除了壓力紓緩外，含有酪胺成分高的食物也必須適時禁止，像是乳製品（包括牛奶、乳酪、起司、優酪乳、奶茶、冰淇淋）、柑橘類水果、番茄、紅酒、巧克力、可可、味精等都要管制，因為這些物質都含有酪胺成分，而酪胺是來自於酪胺酸（Tyrosine），特別是牛奶中的酪蛋白（Casein）含量很高，需要多加注意。建議你也可以詳加記錄每次頭痛前是否接觸過哪些食物，或是處在怎樣的情境，然後判斷誘發因素有可能是哪些因子，以避免再一次的接觸。

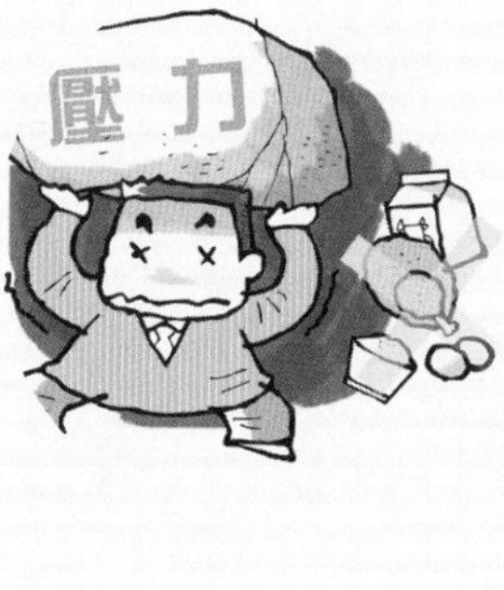

Q8 我因為有異位性皮膚炎，經驗血檢測後發現我對牛奶過敏，但不會對大豆過敏，所以我改喝豆漿就不會加重過敏症狀了。

A：錯

雖然你可能不會對大豆過敏，但目前台灣有九成的大豆都是基改大豆，在國外這些基改大豆大多用來做畜牧業飼料用，可是傾銷到台灣來後，卻是人在食用。什麼是基因改造食物（Genetically Modified Foods, GMF）呢？指的是透過一些基因改良技術，把一段遺傳物質DNA轉移到另一個生物體上，如此製造而成的食品即為基因改良食品。雖說製作基改食物的出發點是良善的，但因為這些新的基改作物可能會出現原作物不存在的蛋白質胜肽片段，而人體對這新的蛋白質胜肽可能會出現敏感反應導致過敏症狀，因此最好能避就避。

除了黃豆外，其他如玉米、番茄、棉花、油菜、馬鈴薯、木瓜、甜菜、南瓜、亞麻、香瓜、小麥、稻米、酵母菌、乳酪、水產、魚、牛、馬、羊等，都有部分基改因子，所以有過敏症狀的讀者在食用前，應該多加注意。

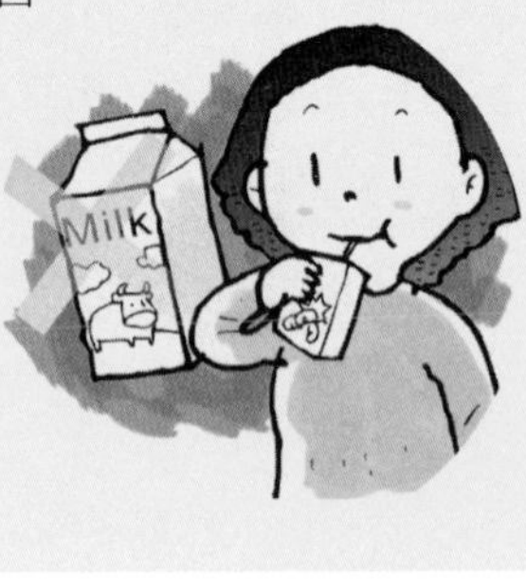

Q9 益生菌對過敏疾病有調理作用，一般人都可以適量攝取益生菌來做保健。

A：對

益生菌是指活的微生物，用量充足時，對宿主可以產生健康效益。許多傳統的發酵食品中都含有益生菌，像是優酪乳、優格、味噌、泡菜等。針對益生菌的研究相當多，目前研究結果普遍都認為益生菌的確能有效預防兒童異位性皮膚炎以及濕疹、改善過敏性鼻炎症狀、治療腹瀉、治療大腸激躁症、縮短困難梭狀桿菌導致大腸炎的病程、改善腸漏症、降低膀胱癌復發機率、降低婦女泌尿生殖系統感染、降低胃幽門螺旋桿菌感染、減少胃癌的發生、調整腹腔淋巴結內的免疫反應、降低大腸直腸癌發生機率等。

因為益生菌是活的菌種，攝取益生菌最直接的效應為增加腸道內好菌數目，減少致病壞菌數。此外，益生菌可以調節腸黏膜淋巴組織，降低與過敏有關的Th2細胞所分泌的細胞激素，並修補腸漏，降低腸內過敏蛋白滲入血液及淋巴液中的機會，進而降低全身性過敏反應，還可以降低腸內毒素滲漏進腸肝血液循環中，降低肝臟解毒負擔。

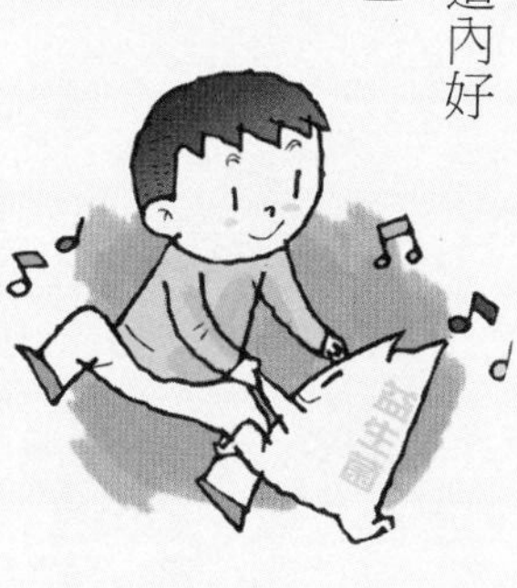

Q10

我有氣喘、過敏性鼻炎，醫師叫我吃魚油來改善，聽說亞麻仁籽油的效果也是一樣。

A：錯

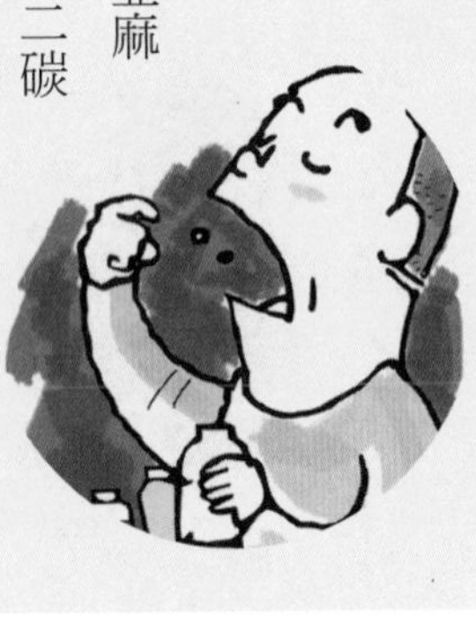

雖然說ω－3多元不飽和脂肪酸包括亞麻仁籽、核果含的次亞麻油酸ALA和魚油中的EPA（二十碳五烯酸）及DHA（二十二碳六烯酸），且經醫學研究發現，ω－3多元不飽和脂肪酸具有抗過敏、抗發炎以及抗腫瘤的效果，所以過敏體質的朋友，建議可多攝取含有ω－3的ALA、EPA、DHA，並斟酌補充一些含ω－6的GLA，增加對抗發炎及過敏效果。但是亞麻仁籽油ALA需要經體內酵素轉換成魚油的EPA及DHA，才能發揮抗過敏功效，而且轉換速率慢，大約只有一〇%會轉換成EPA及DHA，所以除非是嚴格素食者，否則建議最好補充魚油，抗過敏效果會更佳。

但補充魚油前，需留意魚油也分為天然（三酸甘油酯TG型式）及合成（EE型式）兩種。依照台灣魚油健康食品規格標準（衛署食字0960406448號），建議以三酸甘油酯型式為主，這是因為有文獻指出，腸道對EE型式魚油的吸收率為二〇%以下，而且經過胃酸的作用，會衍生出微量甲醇及乙醇的代謝產物，吃久了反而會影響肝臟及胰臟代謝，並影響白血球功能。

PART 1

治療過敏前，你一定要先知道的事

過敏到底能不能治好？有沒有可能終生不再犯？
相信是很多人心中的問號，也是急迫想知道的答案。
如果你飽受過敏煎熬，
試過抗組織胺、類固醇、中藥、針灸，甚至求神問卜，
為的是把過敏趕盡殺絕，
那麼，你可能用錯力氣了。
因為要徹底治療過敏，其實要先試著和它和平相處！

台灣的過敏患者真的太多了，而且發生率年年上升。根據統計，台灣鼻過敏患者約占總人口的三〇%，氣喘患者約占總人口的一〇%，異位性皮膚炎患者約占總人口的五至一〇%。其中，北部小朋友的比例更高，根據二〇〇七年台北市衛生局的調查發現，台北市小一新生中鼻過敏患者約占五〇%，氣喘患者約占二〇%。二〇一三年台灣氣喘衛教學會更指出，現今台灣有過敏現象的人高達七成，換句說話，每十個人中，就有七個人有過敏，很驚人的數據吧！

我經常在門診時，看到不少因過敏而不知所措的患者，其中有的怪罪遺傳基因，有的認為是體質不好，也有人抱怨環境太差。但過敏就真的無法根治了嗎？就我個人經驗以及門診病患的回饋中，我可以肯定告訴你，答案是否定的。相信讀者看完本書之後就會發現，原來過敏是可以好好來調整，甚至可以不藥而癒的。在本書一開始，我先用很短的篇章跟讀者分享過敏根治大法，希望各位能看透過敏，這大法就是「認知、和解以及整合」。

根治過敏第一步——認知：找出自己過敏的真正原因

所謂「知己知彼、百戰百勝」，想要徹底根治過敏第一步，就是要了解到底是什麼原因造成你的過敏體質。不論你的過敏疾病是過敏性鼻炎、氣喘、異位性皮膚炎、過敏性結膜炎，抑或是腸道過敏、蕁麻疹、中耳積水、偏頭痛或是慢性疲勞症候群等，總之，事出必有因，想要根治過敏第一步，就是先找出自己過敏的真正原因。

從下頁圖中，我們可以輕易看出，圖中間便是常見的過敏性疾病，而左邊則是造成這些疾病的因素，包括基因遺傳、過敏原、環境以及食品污染物、飲食失調、營養素失衡、自律神經失調等，這些就是造成或驅動你過敏症狀的源頭。想要徹底告別過敏，就不能忽視以上這些原因。

基因不可改，後天保養是王道

想找出過敏的第一個步驟，並不是去醫院做檢測，而是先想一想，家族裡頭，有沒有人和你有相同的困擾。因為基因是不能改變的，如果你的父母都有過敏性鼻炎，

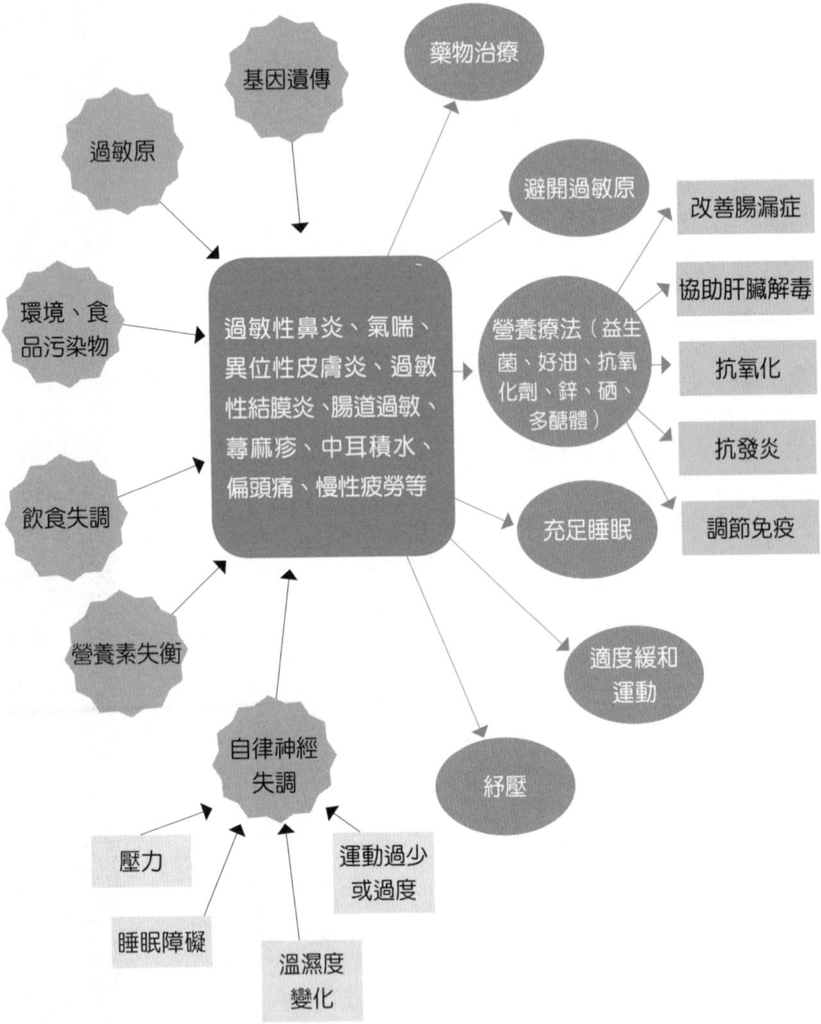

常見過敏性疾病的成因與治療方法

你想要僥倖避開，實在不容易。雖然基因無法改變，但生活習慣卻是有可能的，只要你願意改變生活，就已經邁出成功的第一步。

有一位我從小看到大的患者，每次來門診時，總是會抱怨自己遺傳了父母親的過敏性鼻炎，但是抱怨並無法解決她的問題。我請她先改變愛喝冷飲、天天熬夜的壞習慣，因為這些壞習慣會降低腎上腺皮質功能，誘發天生的過敏細胞，當她開始調整作息，並拒喝冷飲後，不但體質改變了，也不再那麼容易疲勞。這說明了一件事，那就是，雖然過敏基因天注定，但後天保養才是王道。

除了基因外，食衣住行的任何一環，也都有可能是過敏發作的源頭。住的環境污染、食品的添加物、衣服的質料等等，很多生活上的小細節其實都馬虎不得，也需要讀者多多留意。畢竟，認知導致自己過敏的原因是非常重要的，也因此，我會在書中一再提醒讀者注意。

維持自律神經平衡，過敏不上身

雖然自律神經並非造成過敏的主要原因，但如果自律神經失衡，將導致體內過敏白血球增生，一旦碰到過敏原，過敏症狀就會一發不可收拾。

曾經有位氣喘患者多年來一直服用我的營養處方，氣喘發作的頻率不高，肺功能也維持得不錯。但卻忽然因為經濟環境不佳而壓力突增，並出現焦慮、憂鬱、失眠等症狀，結果晚上幾乎天天夜咳胸悶，沉寂多年的氣喘也突然發作了。因為症狀來的快又急，我只好請胸腔科醫師先以口服類固醇和支氣管擴張藥物來控制他的病情，只不過很可惜，這麼多年的努力幾乎毀於一旦。唯一一個小收穫是，藉由這個案例提醒了我，自律神經失衡絕對是過敏治療中的程咬金，雖然不見得可以完全避免，但在盡可能的前提下，要努力降低它對過敏的影響。

飲食失調VS.營養失衡，讓過敏失控

很多人都以為飲食失調和營養失衡是同樣的事，但其實並不相同。所謂飲食失調指的是三餐飲食不正常，除了營養攝取上的不均衡外，還包括暴飲暴食、隨意外食等。舉例來說，有位深受腸躁症所苦的患者，他在讀了我的第一本書《疾病，不一定靠藥醫》後，依照書中的建議自行調配營養素，想要改善腸躁症，經過一段時間後，他感覺自己好像好了七八成，可是就是無法斷根。

和我深入討論後，他才發現原來問題出在他因為工作忙碌總是隨便亂吃，有時候

吃個漢堡果腹，有時就在超商隨便買便當吃，再配上一杯冷飲就是一餐。他的情況其實就是我所說的飲食失調，因為這些速食或是便當不但纖維量過少，而且含有過多的鈉、反式脂肪、飽和脂肪及精製糖，會導致體內發炎、腸漏、肝解毒力下降等。於是我建議他盡量在家準備三餐，並增加蔬果攝取量，採用好油來烹飪，兩週後，他的腸躁症有了更明顯的改善，可見飲食失調對於根治過敏有多大的影響。

至於營養素失衡，則又完全不同了。我有位罹患異位性皮膚炎的小患者，為了醫治他，他的父母幾乎想盡辦法幫他隔絕所有的過敏原，三餐也都在家中料理，然而他每日皮膚癢的情況仍舊時好時壞。為了徹底改善他的過敏症狀，我建議他補充機能性益生菌、天然魚油、琉璃苣油、胺基酸螯合鋅，在補充這些營養素後，小患者的情況大為改善，可見他過敏之所以無法根治的原因，和飲食失調、過敏原無關，而是營養素失衡。換句話說，深受過敏所苦的讀者你若想要根治過敏，不但要注重飲食內容，也應注意必要之營養素補充。

根治過敏第二步—和解：吃藥對抗過敏效果有限

雖然你可能已經聽過不少醫生這樣說：「過敏啊，無法根治，只能靠吃藥來控制。」然而，我相信你之所以打開這本書，便代表你心中還有希望，希望透過這本書找到破解之道。事實上，你的希望並非天方夜譚，這是有可能的，但前提是你不要想「對抗」過敏，而是要和過敏「大和解」。

吃藥有時反會誘發過敏

由於台灣健保看病真的太方便了，加上醫師以西藥來對抗過敏，衍生的問題很值得深思。根據國衛院以及成大醫院的研究發現，嬰幼兒出生一年內服用抗生素，兩歲後罹患異位性皮膚炎、氣喘、過敏性鼻炎的風險，是沒有服用抗生素兒童的一．六一倍、一．三八倍及一．四一倍。此外，若出生一年內嬰幼兒服用解熱鎮痛劑（退燒藥），日後罹患異位性皮膚炎、氣喘、過敏性鼻炎的風險，是沒有服用解熱鎮痛劑的二．〇二倍、一．六六倍及一．七倍。

無獨有偶的，美國食品藥物管理局FDA已明文禁止「六歲以下幼童」吃感冒藥，為什麼呢？因為美國已研究發現，小朋友吃感冒藥根本沒效，而且有許多小朋友在服用感冒藥後產生副作用，甚至因此死亡。可見藥物治療，有時反而成了引發過敏的源頭。針對過敏，我的看法是能不長期用藥就盡量不用，尤其是嬰幼兒，除非是氣喘發作期，必須用支氣管吸入劑外，其餘用藥時機，就要看主治醫師的判斷了。

透過自然方式慢慢調理

你可能會問，到底怎樣才叫和過敏和解呢？

在某一個演講場合，我遇到一位被異位性皮膚炎困擾二十年的患者。她告訴我，為了醫治過敏，她看了不下百位醫生，花的金錢已超過百萬，然而身上的慢性皮膚過敏卻一直沒有好轉的跡象。直到她在偶然機緣下，去了趟中國雲南某個村落，在那兒碰到了一位老婆婆，老婆婆告訴她千萬不要再吃藥，只要吃當地天然食物，喝當地天然礦泉水，其餘都不要想。說也奇怪，就在她停留那小村落的三個月，皮膚濕疹發癢的情形居然好轉一半，回到台灣之後，她便改用天然營養補充品來調理身體，異位性皮膚炎就從此不再惡化了。她告訴我正統的西醫療法都是對抗療法，現在她已漸漸體會對於過敏體質，應該以一種和解的態度面對它，盡量避開過敏原，然後以自然營養的調理法來泰然處之。

這也就是我所說的，了解藥物的副作用以及過敏機轉之後，應採取與過敏和解的態度，寬心看待它，與有同理心的醫師密切配合，然後以自然療法來做適當調理。

根治過敏第二步－整合：營養醫學的抗敏奇蹟

我曾經在第二本書《營養醫學抗癌奇蹟》中提到，治療癌症應該以整合醫療來處理，事實上，過敏也是一樣。雖然看醫生拿藥吃，是大多過敏患者最先想到的治療方式，但是要真正改善過敏、根治過敏，除了在急症發作時可能需要服用藥物外，其他像是避開過敏原、營養醫學療法、紓壓、適度緩和運動以及充足睡眠，其實才是面對過敏症的整合大道。

第一要避開過敏原

當然，避免過敏原絕對是整合模式中相當重要的一環。一個嚴重鼻過敏或是氣喘的朋友，如果還是每天愛喝冷飲，日用品沒有做到防蟎功夫，那麼不論你如何努力，想要對抗過敏一定是事倍功半，所以一定要照我書中教你的方法，找出自身過敏原，然後加以避免。

此外，紓壓調節自律神經，也是治療過敏很重要的功課。壓力緩解要靠個人的努力，因為每個人紓壓方式都不同，想要一個不喜歡古典音樂的人聽古典樂來紓解壓力，恐怕聽古典樂本身就成了他的壓力。宗教信仰的磁場也因人而異，所以建議你一定要找到最適合自己的紓壓管道，一旦找到了，就能有效調和你的自律神經，降低過敏壓力。此外，養成規律的運動習慣也很重要，但應以緩和的運動，像是快走、太極拳、氣功、緩坡登山、騎腳踏車等為主。喜歡游泳者需要先考慮不同的過敏體質，不是每個人都適合。

營養醫學助你抗敏成功

最後，要告訴各位讀者的是，在治療過敏的路上，我最推崇的療法是「營養醫學療法」，也是本書「抗敏奇蹟」的根本之道。營養醫學療法的精髓以改善腸漏症、協助肝臟解毒、抗氧化、抗發炎以及調節免疫系統五大主軸為主，透過服用益生菌、天然魚油、月見草油、各類抗氧化劑、微量元素鋅或硒、維生素、免疫多醣體、薑黃素營養配方的調配，幫助過敏患者改善體質，最後根除過敏症狀。

因此，在本書中，我會針對各種過敏疾病提供最佳的營養醫學處方。比較擔心的是讀者拿著我的書到一般藥局或是直銷商來配營養處方，結果建議的是人工合成，或是添加色素、防腐劑的產品，吃了可能導致過敏變得更嚴重，那就本末倒置了。請記住，想要透過營養處方來改善過敏症狀，最大前提就是：營養醫學補充品須搭配天然以及無毒原則，否則可能花了冤枉錢又得不到效果。

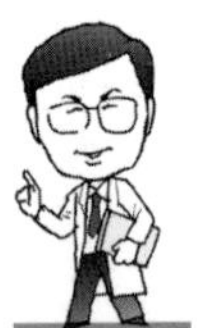

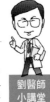

劉醫師小講堂

何謂營養醫學？

營養醫學最早在一九七六年，由美國醫療創新產業基金會主席Dr. Stephen DeFelice所提出，並定義為「食物或是食物部分物質可用來提供疾病的預防或是治療，以達到健康促進的學問」，之後他又在一九八九年提出一個新的英文名詞Nutraceutical，也就是結合Nutrition（營養）加上Pharmaceutical（藥用學），望字生義，也就是以營養素取代藥物來當作治療疾病的相關醫學。而一九九九年美國學者Zeisel於《Science》雜誌重新闡釋Nutraceutical的定義，認為營養醫學是從食物或是其他物質提煉出具有生物活性（Bioactive）物質經濃縮後，以明確劑量的方式作為營養補充，以促進健康。另外還有「功能性食物」（Functional Food）一詞，它是在一九九八年由日本提出的，定義為天然或是配方組成的食物，可以促進生理表現，並可用來預防或是治療特殊疾病。

了解我撰寫此書的用意，以及根治過敏的基本大原則後，你可以依自己的需求進行閱讀，不一定要按照順序從前面開始讀。我相信本書對於有心要揮別過敏人生的朋友們來說，只要能夠確實做到「認知、和解、整合」，那麼絕對有機會展開一個全新的生活。

PART 2

讓人頭疼的7大過敏疾病

不論你是流鼻水、打噴嚏、氣喘還是皮膚癢，甚至是便祕、睡不著，如果不是因為病毒、細菌所引起的身體不適症，那麼很有可能都是過敏。

本章節中，劉醫師除了解析台灣人常見的七大過敏症原因外，還將告訴你，如何運用他獨門抗過敏法則ATM，以營養處方和生活處方來幫助身體提升能量、擺脫過敏症困擾。

一提起過敏，台灣應該很少人不認識「它」。從鼻子過敏、氣喘、皮膚炎到結膜炎，都屬於過敏的一種，但這些過敏疾病所引發的症狀、治療方式卻大不相同，因此，在本章節中，我將介紹台灣人最常罹患的幾種過敏疾病，並分享我的獨門抗過敏法則「ATM」，以幫助飽受過敏煎熬的讀者朋友們，遠離過敏之苦。

什麼是ATM法則呢？那是我累積多年治療過敏的臨床經驗所歸納的心得，大多數患者在遵從我的ATM法則後，都能得到良好治療效果及預防效果。所謂ATM法則就是：

A（Avoidance）：**避免**。也就是避開引發過敏發作的過敏原，以降低過敏發作頻率。

T（Treatment）：**治療**。西醫所採取的治療原理及用藥說明。

M（Modification）：**調理**。透過生活節奏的調理或是營養醫學處方的修補，提高身體免疫力，以降低過敏的機率。

接下來，就讓我們來看看台灣人最常見的七大過敏疾病，以及如何運用ATM法則，展開抗過敏大作戰！

為什麼我的鼻水老是流不停？——過敏性鼻炎

曾經有位參加空姐面試的女子跑來找我，難過的說，她在面試時，因為突然鼻子過敏發作，導致鼻水就像水龍頭的開關被打開，一直流不停，加上頭昏腦脹，說話更是充滿鼻音，因而表現不佳，錯失錄取機會。還有一位一線女星兼主持人，每天早上過敏性鼻炎都會發作，用面紙擦拭的結果就是鼻唇間嚴重紅腫，連上妝都很困難，只好自嘲說自己在包水餃。我還遇過一個資優生，原來他的成績是班上前三名，沒想到基測時卻因為狂流鼻涕、鼻塞，影響了考試結果，第一志願就這樣拱手讓人，令他相當氣憤。

嚴重時恨不得把鼻子割掉！

上述三個例子都是我門診的患者，他們因為嚴重的鼻子過敏，遭遇到許多生活上的困擾和挫敗，我還曾經聽過患者在門診氣到抱怨說：「嚴重時恨不得把鼻子割掉！」可見鼻子過敏有多讓人無法忍受。事實上，在我的門診中，鼻子過敏的患者為數還不少，如果說鼻子過敏是國民病，也不算誇張。

到底台灣有多少人是過敏性鼻炎患者？台灣最早的調查是台大小兒科謝貴雄教授一九九四年所做的，結果發現，大台北地區的十萬名國小學童中，約有三三％小學生患有過敏性鼻炎，換句話說，每三名國小學童中，就有一名有過敏性鼻炎。現在因為環境、飲食、壓力、污染等因素，其實鼻子過敏的比率直線攀升。根據二〇〇七年台北市衛生局的調查發現，台北市小一新生中，鼻子過敏患者約占五〇％，即每二名新生有一名鼻子過敏。如果以全台灣平均來說，過敏性鼻炎的盛行率約三〇％，也就是每十人就有三人鼻子過敏。

鼻子過敏的原因與症狀

鼻子連連打噴嚏、流鼻水，就是鼻子過敏了嗎？其實並不一定。醫學上所說的鼻炎，可分成過敏性鼻炎和非過敏性鼻炎。一般來說，非過敏性鼻炎是因病毒、細菌、黴菌所引發，而過敏性鼻炎的誘發因子則是過敏原，例如塵蟎、花粉、黴菌、寵物毛屑等。

此外，過敏性鼻炎還有另一種分類法，稱為ARIA（Allergic Rhinitis and Its Impact on Asthma），是透過過敏性鼻炎的症狀、對生活品質的影響、病程，而分為「間歇型」（以花粉過敏為代表）和「持續型」（以塵蟎過敏為代表）兩類；再根據過敏性鼻炎嚴重程度，分為「輕度」（表示無令人困擾的症狀）和「中／重度」。依據此分類法，我們可將過敏性鼻炎分為「輕度間歇型」、「中／重度間歇型」、「輕度持續型」、和「中／重度持續型」等四類。

有過敏體質的患者，一旦將塵蟎、花粉、黴菌、寵物毛屑這些過敏原吸入鼻腔，就會持續刺激鼻黏膜，而誘發一種特殊白血球（肥大細胞）上的免疫球蛋白IgE與過敏原結合，然後釋放出會引發過敏反應的介質，如組織胺、白三烯素等。這一連串的刺激與反應所造成的災難，就是我們先前提到的、令人難以忍受的症狀：鼻子癢、流鼻水、鼻塞、說話鼻音過重、眼睛癢、耳朵癢、中耳積水、聽力下降、咽喉癢等。長時間還會造成下眼瞼水腫、黑眼圈、頭昏、頭痛、注意力不集中、睡眠障礙、打鼾等。

一位台商朋友因為多年的鼻子過敏來找我看診，由於健保的德政，他每次回國時，都會來領慢性病連續三個月的處方箋，以幫助控制症狀。儘管如此，他還是飽受逐漸嚴重的鼻塞和打呼困擾，為了了解病因，我幫他做了睡眠多項生理檢查（PSG），結果發現是重度阻塞型睡眠呼吸中止症。當時我提醒他要小心中風或是心臟病風險，也建議他考慮做個鼻子小手術，睡覺時並配戴睡眠呼吸正壓儀，可是他並未接受我的建議。兩年前，他因為突然高血壓合併中風被送回台灣急救，待穩定後急忙找我解決鼻塞及睡眠呼吸中止症的問題，他才驚訝的跟我說：「原來鼻過敏打呼也會腦中風啊。」

沒錯，事實上所有的過敏疾病，都會因體質不同而潛藏後遺症或是併發症，千萬不可小覷。

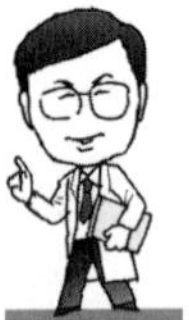

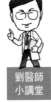

劉醫師小講堂

不可輕忽的鼻過敏併發症

❶**打鼾：**睡眠時因為鼻塞造成張口呼吸，氣流經過軟顎及舌根，造成組織震動引起鼾聲，許多夫妻因為受到嚴重干擾，而造成「分房睡症候群」。

❷**阻塞型睡眠呼吸中止症：**如果睡眠時因為嚴重鼻塞或是合併肥胖、扁桃腺肥大、舌根腫大，造成每小時有超過五次以上之呼吸中止（每次停止時間超過十秒鐘），此時就稱為阻塞型睡眠呼吸中止症。如果每小時中止次數大於三十次，就算是重度睡眠呼吸中止症了，這時腦中風、心肌梗塞、心律不整風險就增高了。

❸**記憶力減退：**別懷疑，長期鼻過敏、鼻塞，會造成腦部缺氧，氧化壓力大，自由基累積，引起神經髓鞘老化，記憶力以及統整力會逐漸受到影響，小朋友也會因為嚴重鼻過敏，造成學習力降低，整體表現力下降。

❹頭暈：因為缺氧，內耳以及小腦會受到影響，因此容易頭昏發暈。

❺咬合不正：因為長期張口呼吸，使得咬合出問題，牙齒排列不整，影響外觀。

❻鼻竇炎：過敏性鼻炎會造成鼻內黏膜腫脹，一不小心，鼻竇出口阻塞，鼻竇蓄膿發炎於是發生。

❼氣喘：鼻過敏和氣喘同屬呼吸道過敏疾病，雖然一個是上呼吸道，一個是下呼吸道，但是鼻水倒流加上鼻塞，很容易誘發或是促進氣喘的發生。

❽黑眼圈：鼻過敏造成鼻腔內靜脈回流變差，造成眼睛周圍眼瞼的水腫，久而久之色素沉澱，黑眼圈便形成。若是鼻過敏控制不好，未來再以雷射或是其他美白方法，都無法有效去除黑眼圈。

❾社交恐懼症：又稱社交焦慮症（Social Anxiety Disorder），一位鼻過敏嚴重的朋友，可能因為隨時流鼻水或是打噴嚏，造成社交恐懼症。

此外，雖然過敏性鼻炎不致引起鼻咽癌，但若放著不管，就有可能導致阻塞型睡眠呼吸中止症，進而增加白天因開車嗜睡而發生車禍的機率，更甚者，增加高血壓、心律不整、腦中風、冠心病等致命風險。

但我要提醒大家的是，不要以為老是鼻塞、流鼻水就一定是鼻子過敏。曾有一位五十歲的患者因長期過敏性鼻炎，自行服用成藥沒有去看醫生，而忽略了其他疾病也有可能類似鼻子過敏的症狀。等他到門診來找我，經過檢查後才發現，他已經罹患第三期鼻咽癌了。原來他以為的鼻塞，其實是鼻腔長腫瘤的早期症狀。換句話說，雖然鼻過敏與鼻咽癌並沒有一定的關連，但就算是看似常見的過敏疾病，千萬不要把自己當成醫生，隨便買成藥吃，應持續讓醫師檢查治療，才不會發生延誤重大疾病診斷的契機。

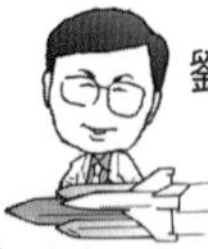

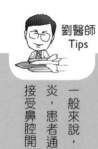

劉醫師 Tips

一般來說，鼻炎症狀若持續超過三個月，就可以算是慢性鼻炎。一旦演變成慢性鼻炎，患者通常會對治療藥物產生抗藥性，導致效果不佳，因此會有五成以上的機率接受鼻腔開刀。

過敏性鼻炎的ATM治療原則

A（避免）：

要避免過敏性鼻炎發作，患者必須先知道自己的過敏原是什麼。我統計過去三千多例鼻過敏患者的檢測報告發現，引發國人鼻過敏的過敏原，由高到低依序為塵蟎、狗毛、德國蟑螂、蝦子、牛奶、螃蟹、白色念珠菌、大豆、小麥等（請見下表）。除此之外，菸，特別是二手菸、環境中的廢氣污染，家中裝潢材料，甚至氣候溫濕度的變化都應該特別注意。總而言之，只要能做到積極防治，就可以降低就醫吃藥的頻率。（詳情請見PART 3〈治療過敏第一步——從過敏源頭對症下藥〉）

國人鼻過敏的過敏原統計

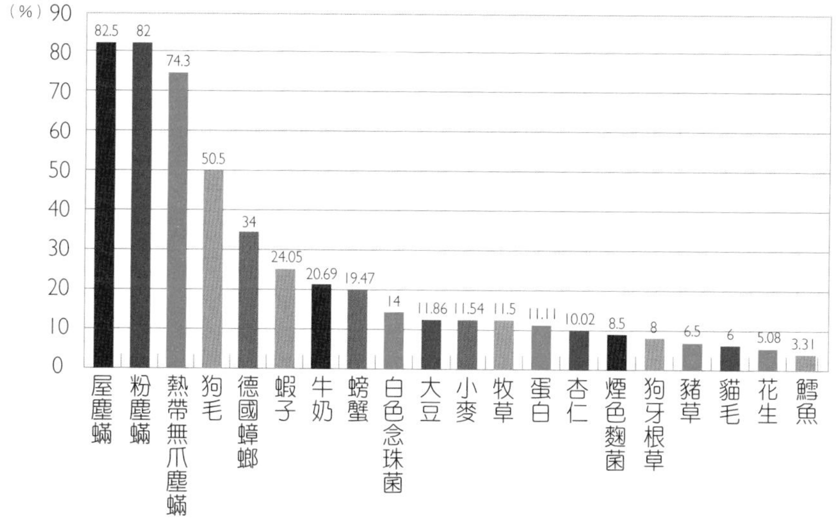

T（治療）：

目前要治療鼻過敏，西醫的療法仍以抗組織胺以及鼻噴劑型態的類固醇為主，但我認為這些藥物的使用及療程時間長短，都必須和醫師討論，才能得到最好的治療效果。（詳情請見PART 4〈中西醫抗敏療法比一比〉）。

M（調理）：

過敏疾病的調理，得分成兩方面來看，一是生活型態，包括適度規律的運動、不喝冷飲以及過甜食品、睡眠充足以及紓緩壓力；二是營養醫學調理，包括服用機能性益生菌、天然魚油、抗氧化微量元素鋅、抗氧化劑維生素C等。（詳細機轉可見PART 5〈抗過敏新選擇——營養醫學的抗過敏奇蹟〉）

只要能持之以恆的依此ATM原則來保健，相信一定可以降低過敏性鼻炎患者的用藥機率，也會減少鼻過敏併發症的發作機率。以下是我針對過敏性鼻炎所建議的生活及營養調理處方。

劉醫師診療室

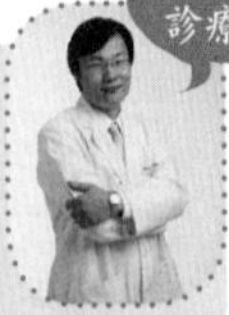

生活處方箋

❶適度規律的運動：每天要適度曬些太陽，進行規律的有氧運動，如球類、快走、

慢跑、騎自行車、游泳、瑜伽、氣功等。這些作法可幫助調節自律神經，促進免疫平衡，降低鼻過敏頻率及嚴重度。

❷不喝冷飲以及過甜食品：市售罐裝飲料及坊間茶飲店的冷飲，通常含有高糖分，容易造成白血球活動力降低，使得免疫系統弱化。而飲料中所含的各式茶精、香精會加重肝臟負擔，減弱身體排毒力，並增加過敏毒素。至於冰品則會刺激副交感神經，導致鼻黏膜更嚴重的腫脹。

❸充足睡眠：每天晚上盡量在十點上床睡覺，並養成良好睡眠習慣，以提高深度睡眠的腦波比例，來達到身體自然分泌生長激素以及退黑激素，可降低鼻過敏的發作頻率。

❹紓緩壓力：平時可以音樂、藝術、文藝欣賞、靜坐冥想等方式來紓壓，以降低自律神經的緊張，也可幫助改善鼻過敏。

❺清洗鼻腔：每日早晚可以生理食鹽水沖洗鼻腔，降低鼻腔裡的細菌量以及過敏原的數量，還能間接幫助鼻腔鼻竇黏膜的纖毛功能恢復，減少鼻過敏的併發症。

❻每日排便：便祕會增加腸內毒素及壞菌滲入體內的機會，加重鼻過敏的負擔，因此最好每天飲用二千C.C.的白開水，以及每天吃五到七份拳頭大的蔬果，配合補充益生菌，都可以幫助每日排便順暢，降低鼻過敏發作機率。

營養醫學處方箋

以下治療劑量及搭配種類，會依患者的年齡、體重、臨床症狀、藥物治療等，而調整相對應的處方。

❶機能性益生菌：益生菌可以調節腸道免疫系統，降低過敏反應的Th2細胞激素，改善腸漏症，並協助肝臟排毒。建議每日可分一到三次，服用一百至五百億隻活菌數（Colony forming unit, CFU）益生菌，菌種越多，協同抗敏效果越好。

❷天然魚油（TG型式）：魚油中的EPA及DHA具天然抗發炎、抗過敏的效果，可降低鼻子過敏的反應，建議每日服用一千至二千毫克天然魚油，分早晚服用。

❸微量元素鋅：一天一次服用二十毫克的胺基酸螯合鋅，可強化肝臟解毒金屬硫蛋白活性，降低肝臟負荷，減少過敏毒素對身體的刺激，同時增加鋅手指金屬蛋白在細胞DNA的影響，活化體內抗氧化酵素SOD、麩胱甘肽、觸酶的表現，提升抗氧化力，達到穩定鼻腔呼吸道黏膜，降低鼻過敏反應。

❹維生素C：維生素C是很好的抗氧化劑，每天服用一千至二千毫克一到兩次，可增加抗氧化力，穩定肥大細胞，減少組織胺的釋放。

為什麼我總是無法好好呼吸？——氣喘

在我的門診中，曾有一位三十五歲的任小姐，是一位氣喘患者。多年來，她時而夜咳，時而胸悶，時而喘鳴，雖然在胸腔科醫師的主張下，她長期以吸入性類固醇合併支氣管擴張藥物來治療，病情控制得還可以，但只要失眠、感冒、天氣變化、吃到冰的食物時，仍會誘發嚴重喘鳴的症狀，甚至有好幾次因為吸不到氧氣而進出急診室的經歷。她說，那種「有口難吸」，好像隨時會死的無奈感覺，令她壓力頗大，希望我可以幫幫她。

氣喘的原因與症狀

談到氣喘大家一定會想到已故華人巨星鄧麗君小姐，我從小聽她的歌長大，對於她的辭世有時仍覺得感慨萬千。事實上，除了大明星罹患氣喘、驟然離開人世讓人不勝唏噓外，一般人如果身邊有罹患氣喘的家屬或朋友，看他們氣喘發作時的痛苦，也會感到憂心不已。值得關心的是，在台灣，氣喘人口的比例正逐年上升。據統計，台灣氣喘盛行率約一〇%，也就是每十人中就有一人罹患氣喘，根據二〇〇七年台北市衛生局的調查發現，台北市小一新生中，氣喘罹患率更高達二〇%，顯見國家未來主人翁的呼吸道健康堪慮。而每一年約有一千多人因為氣喘疾病而喪生，更造成許多家庭的衝擊。

至於氣喘是怎麼引發的呢？簡單來說就是胸腔的主支氣管到細支氣管受到過敏原刺激或是感染，導致氣管平滑肌收縮，造成管腔變小，加上支氣管內壁的黏膜內含有大量的白血球等，會釋放組織胺及白三烯素等過敏細胞激素，造成氣管內膜更加水腫，結果氣道越來越狹窄，導致症狀從輕微咳嗽、喉頭癢、胸悶，到氣促、頭暈、胸痛，甚至死亡都有可能。

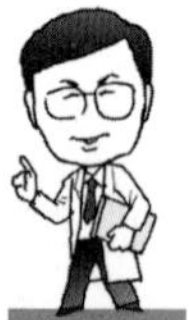

不可輕忽的氣喘併發症

❶**睡眠障礙：**氣喘患者時常在晨間發作，輕則持續咳嗽，接著胸悶，呼吸困難，長期下來嚴重睡眠障礙，白天嗜睡，連開車都容易因昏睡而發生意外。

❷**容易併發流感及肺炎：**流行性感冒期間氣喘患者較容易感染，而且併發肺炎機率較高，不可不慎。

❸**氣胸：**氣喘者若是激烈運動可能引發肺泡破裂造成氣胸或是縱膈氣胸，還有可能產

生皮下氣腫，這都可能要住進加護病房嚴密監測。

❹ **血氧改變：** 氣喘患者容易產生低血氧以及血中二氧化碳過高，組織易變酸性體質。

❺ **恐慌症：** 不管有無積極治療，因為害怕發作，容易產生恐慌症。

❻ **呼吸衰竭：** 嚴重者呼吸衰竭，進而造成死亡。

造成氣喘的原因很多。事實上，氣喘的過敏原包含吸入性（塵蟎、灰塵、蟑螂、狗毛、貓毛、羽毛、黴菌、花粉、香菸、香水等）；食物誘發（花生、海鮮、牛奶）；內因性（緊張、壓力、失眠）；氣候、溫度、濕度變化；藥物、運動、感染等，患者在日積月累的經驗中也可以自我察覺。

在引發氣喘發作的各類因子中，目前越來越被重視的是造成空氣污染的主要物質。這些物質包括懸浮微粒（$PM_{2.5}$和PM_{10}）、二氧化硫（SO_2）、氮氧化物（NO and NO_2）、一氧化碳（CO）、臭氧（O_3）及其他化學刺激物質。有氣喘病史的讀者千萬不要掉以輕心，最好能隨時注意媒體資訊，或是到環保署網站查詢最新懸浮微粒指數，以做為日常活動參考。

那麼在家就一定安全嗎？那可不一定。許多建材、家具散發出的室內空氣污染物，包括一氧化氮、二氧化氮、一氧化碳、二氧化碳、二氧化硫、甲醛和生物性毒素，也都必須非常小心。總而言之，不論是哪一種因子，都和社會現代化的生活有關，也因此氣喘患者才會越來越多。

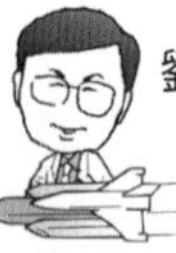

劉醫師 Tips

想知道自己的過敏原，可以透過醫院的過敏原檢測來幫忙。我曾遇過一個因氣喘進出醫院無數次的七歲小朋友，在進行食物不耐檢測後，發現他其實是對奇異果過敏，當他戒吃並配合我為他量身訂做的營養療法後，幾乎可以不用再住院了。這樣的療效，讓他的家長相當感謝。

氣喘的治療與發現

正因為每年全球約有三億人受氣喘之苦，所以一九八九年美國成立了全球氣喘創議組織理事會（GINA），並且制定臨床氣喘治療準則，台灣的過敏氣喘學會也是以此準則做為患者治療參考。

目前，一般醫師會先依病患的症狀及肺功能情形，讓病人使用支氣管擴張劑、類固醇、白三烯素拮抗劑等，方式分成口服及吸入劑（詳情請見PART 4〈中西醫抗敏療法比一比〉）。雖然藥物治療可以降低發作頻率，但也需要患者做好自我管理，包括撰寫氣喘日記以及進行簡易吐氣測量，以隨時了解自己的氣喘狀態。

不過有一項重要的觀念就是，治療氣喘或是過敏性鼻炎一定要整體來調整，因為根據流行病學研究資料指出，七八%的氣喘病人有鼻部症狀，三八%的過敏性鼻炎病人曾發生過氣喘，許多研究也確定了鼻炎和氣喘間的關連性。因此，早在十年前，我就開始注意鼻過敏患者是否有氣喘，氣喘患者鼻子是否過敏的狀況，也因此注意到以整合營養自然療法來調理氣喘的可能性。

有了這樣的想法後，我在二〇〇六年與當時弘光科技大學營養醫學所創所所長陳伯中教授、郭志宏副教授，執行一項氣喘營養介入研究計畫。該計畫找來了三十多位氣喘病患，進行以營養自然療法來治療氣喘的人體實驗，前述案例中的任小姐就是其中的實驗對象。經兩個月的營養介入治療後，任小姐感覺體力進步許多，夜間胸悶的機率也減少了，而且她首次在家人陪伴下，完成了爬山活動，那是她之前從來不敢想像的事。除了任小姐之外，其他氣喘患者的所有生化指標、生活品質、肺功能也都有驚人的進步。這項研究成果並發表在世界整合期刊第一名的《Alternative Medicine

Review》（二〇一二年三月），我們使用的營養素包括天然魚油、抗氧化劑（C、E、Q_{10}）、礦物質（鈣、鎂）、微量元素（鋅、硒）、白藜蘆醇等。

另外，在該調查中，我們還發現一個過去一直被忽略的重要因子，那就是氣喘患者普遍都有體內鋁過高的現象。大家都知道，鋁慢性中毒與智力缺損、老年癡呆有關，而日常生活中像是鋁箔紙、鋁鍋、膨鬆劑的使用，都會造成體內鋁含量過高，因此在二〇一三年一月的《Environmental Toxicology and Pharmacology》期刊中，我們也發表了這項新發現——鋁污染也是加重過敏氣喘的因素之一。特別是現今國內頻頻發生食安問題，許多食品添加物中，也經常含有這類重金屬，一定要多留意。

氣喘的ATM治療原則

A（避免）：

首先當務之急，必須了解自己的過敏原為何。可透過抽血檢測IgE急性過敏，或是自費做IgG4食物不耐檢測，其中，食物不耐檢測常常可以得到意想不到的過敏原資訊。除了積極避開過敏原外，最好可以遠離菸（尤其是二手菸），另外對於環境廢氣污染、懸浮微粒，家中裝潢材料，溫濕度變化都要特別注意。最好能做到室內外溫差在三度以內，所處環境的相對濕度在六〇%以下最好，另外也要盡量不接觸含鋁之鋁箔紙、鋁鍋、膨鬆劑等。總而言之，只要能做到積極防治，就可以降低就醫吃藥的頻率。（詳情請見 PART 3〈治療過敏第一步——從過敏源頭對症下藥〉）

T（治療）：

目前西醫治療仍以吸入類固醇及支氣管擴張藥物為主，輔以口服藥物（詳情請見 PART 4〈中西醫抗敏療法比一比〉），千萬不要自行停藥，應與你的主治醫師討論。

M（調理）：

在生活型態方面，包括適度溫和規律地運動、不喝冷飲以及過甜食品、晚餐不宜過飽（預防胃酸逆流）、睡眠充足以及紓緩壓力。在營養醫學調理方面，則宜攝取包括機能性益生菌、天然魚油、抗氧化微量元素鋅及硒、維生素C、輔酵素Q_{10}、礦物質鈣及鎂、維生素D_3、白藜蘆醇植化素、薑黃萃取物等。（詳情請見 PART 5〈抗過敏新選擇——營養醫學的抗過敏奇蹟〉）。

以下是我針對氣喘患者所建議的生活及營養調理處方。

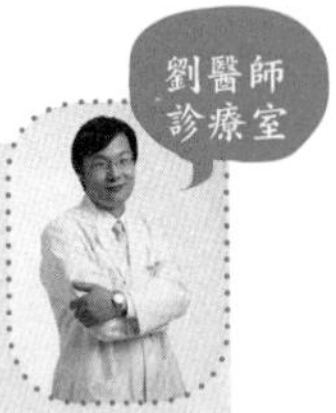

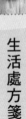

生活處方箋

❶適度規律的運動：每日曬些太陽，適度運動，但需注意暖身五至十分鐘，並以緩和規律的有氧運動如快走、慢跑、騎自行車、游泳、瑜伽、氣功為主。可以調節自律神經，促進免疫平衡，降低氣喘頻率及嚴重度。

❷不喝冷飲以及過甜食品：尤其市售罐裝飲料、冷飲等，不但糖分高易使白血球活動力降低，弱化免疫系統，而且所含之各式茶精、香精會加重肝臟負擔，使得排毒力減弱，增加過敏毒素的負擔。冰品則會刺激副交感神經，加重氣管黏膜腫脹，易生痰。

❸睡眠充足：盡量晚上十點上床睡覺，並且培養良好睡眠習慣，如此可增加深度睡眠腦波比例，促進生長激素以及退黑激素的分泌，降低氣喘的發作。

❹紓緩壓力：以音樂、藝術、文藝欣賞、靜坐冥想等方式來進行紓壓，如此可以降低自律神經緊張，也可幫助改善氣喘體質。

❺晚餐不宜過飽（預防胃酸逆流）：若有胃酸逆流等上消化道問題也需一併治療，因為胃酸也是一種強烈的氣管收縮刺激因子，建議可用麩醯胺酸粉來做保健。

❻每日排便順暢：便祕會增加腸內毒素及壞菌滲入體內機會，加重氣喘的負擔，

故最好每日喝二千C.C.的白開水，加上一天五至七份拳頭大的蔬果，並搭配補充益生菌，可促進每日排便順暢，降低氣喘發作機率。

營養醫學處方箋

以下治療劑量及搭配種類，會依患者的年齡、體重、臨床症狀、藥物治療等，而調整相對應的處方。

❶機能性益生菌：每日一百至五百億隻活菌數（Colony Forming Unit, CFU）益生菌，分一至三次服用，菌種越多，協同抗敏效果越好。

❷天然魚油（**TG型式**）：每日一千至三千毫克天然魚油，分早午晚服用，可降低呼吸道過敏的反應。

❸微量元素鋅：每日二十毫克的胺基酸螯合鋅，一天一次，可強化肝臟解毒金屬硫蛋白活性，以降低肝臟負荷，減少過敏毒素對身體的激發，增加鋅手指金屬蛋白在細胞DNA的影響，活化體內抗氧化酵素SOD、麩胱甘肽、觸酶的表現，提升抗氧化力，能穩定氣管黏膜，降低氣喘發作。

❹礦物質鈣、鎂、維生素D_3：每日六百毫克鈣、一百毫克鎂、二百國際單位的維生素D_3，可紓緩氣管及支氣管平滑肌的收縮。

❺維生素C：每日一千至二千毫克的維生素C，一天一至二次服用，可以增加抗氧化力，穩定肥大細胞，減少組織胺的釋放。

❻銀杏萃取物：每日補充八十毫克銀杏及二五〇毫克迷迭香，可支持腦部功能、改善血液循環、提升血氧及養分的供給。

❼輔酵素Q_{10}：每日九十毫克，增加呼吸道細胞發電廠粒腺體能量來源，協助抗氧化，清除氣管氧化壓力。

❽硒酵母：氣喘患者依症狀輕中重度，每日二百至六百微克。可以增加抗氧化酵素GPX的活性，減少體內自由基反應，降低發炎激素，使得T細胞分化朝向Th1型細胞反應，降低氣喘反應。

❾薑黃萃取物：每日三百至六百毫克，薑黃素可以抑制氣管、支氣管平滑肌的增生，並且調整白血球細胞 Treg/Th17 之平衡，抑制細胞核 NF-κB 因子活化，以達到調整氣喘體質。

❿白藜蘆醇植化素：每日一百至三百毫克。來自於葡萄、藍莓、桑椹等莓菓類中的白藜蘆醇植化素屬於類黃酮類，具有抗氧化以及降解 PI3K-Akt 生化路徑，以調整過敏體質。

為什麼動不動就皮膚癢？——異位性皮膚炎

一天，有位要參加地區水果公主選美比賽的妙齡女子，來到我的營養醫學門診。她說，異位性皮膚炎發作時非常癢，所以她總是會下意識的去抓，不但皮膚紅腫難看，皮膚還會不停脫屑，害她連買衣服試穿時，都遭店員白眼。為了醫治異位性皮膚炎，她也曾服用類固醇藥物，卻因為藥物副作用而出現月亮臉，更讓她信心全失，希望我能幫助她解決多年的困擾。

為了幫助她，我建議她使用機能性益生菌、天然魚油、月見草油、胺基酸螯合鋅、維生素C以及白藜蘆醇粉內服，搭配含有神經醯胺、琉璃苣油、尿囊素等有益皮膚保養鎖濕成分的皮膚擦劑一起使用。經過半年的調整後，她整體皮膚炎的狀態明顯改善了八成，當然額外的收穫是原本已經有輕度憂鬱症、過敏性鼻炎、睡眠障礙、便祕等困擾的她，也都有了明顯進步。

異位性皮膚炎的原因與症狀

多年前曾在網路上看到一個國小二年級學生的請假條，請假原因是「皮在養」

，雖然癢字寫錯了，但看了還是令人不覺莞爾。不過，在哈哈大笑之餘，各位讀者可知道，這類皮膚易癢的患者，其實在我營養醫學門診中的比例非常高，可見此過敏疾病是非常令人困擾的。

異位性皮膚炎患者，最主要的症狀就是癢，到了晚上還會更加嚴重，許多患者會發癢到翻來覆去睡不著，嚴重影響生活及睡眠品質，有些患者還因此心情沮喪，罹患憂鬱症。長期搔抓的結果，皮膚還會漸漸「苔癬化」，也就是皮膚外觀會變厚、變粗，然後出現明顯龜裂的紋理，至於「越癢越抓，越抓越癢」的惡性循環更是不用多說了。

西醫經常將異位性皮膚炎（濕疹）、蕁麻疹、接觸性皮膚炎、血管水腫症通稱為過敏性皮膚炎。根據研究，異位性皮膚炎除了和先天的遺傳體質有關外，也和食物、壓力、環境接觸到的過敏原等有關。許多異位性皮膚炎患者，還會合併氣喘、過敏性鼻炎、腸胃道過敏、過敏性結膜炎等相關疾病，真的很辛苦。

目前一般醫師都是以抗組織胺及外用類固醇藥膏為主要治療準則，嚴重時會暫時口服類固醇，但是因為不容易斷根，加上許多患者很擔心長期吃藥的後遺症，例如肝、腎臟、腸胃是否有影響，無形中造成心理壓力，也讓病症越發嚴重。

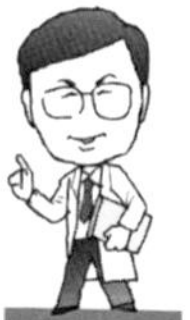

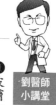

劉醫師小講堂

不可輕忽的異位性皮膚炎併發症

❶ **皮膚細菌感染：** 因為搔抓破皮，進而造成細菌感染，此時一定要使用抗生素來治療。

❷ **皮膚苔癬化：** 長期抓癢的結果，造成手肘、膝窩、脖子、前胸、腕及踝關節皮膚粗糙、變硬和色素沉積，影響美觀。

❸ **睡眠障礙：** 因為夜間皮膚癢進而影響睡眠者大有人在，尤其睡覺時看到小朋友一直抓癢，家長也是倍感難過。

提醒爸媽讀者們，如果幼兒有異位性皮膚炎體質，一定要趁早調理，因為醫學上有所謂的「過敏進行曲」（Allergy march），意思就是如果沒有將過敏體質調整好，長大後很可能也會罹患過敏性鼻炎或氣喘等，千萬不要等閒視之。

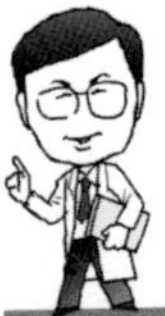

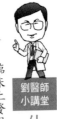

劉醫師小講堂

什麼是過敏進行曲？

臨床上發現，許多小時候有異位性皮膚炎的小朋友，往往在四到五歲時，會變成過敏性鼻炎，鼻子開始打噴嚏、流鼻水，眼睛開始容易癢、流眼淚，眼睛周圍容易變成黑眼圈。此外，還容易併發中耳炎及積水，甚至還有小朋友慢慢轉變成為容易咳嗽不止、夜間喘鳴等氣喘症狀。這種過敏症狀的演進，醫學上稱為「過敏進行曲」。臨床上，自然醫學或營養醫學的醫師會注意到這一點，對於任何過敏症狀的患者，一定會好好以營養素來幫助他們調整體質，並且提醒患者避開過敏原，如此才能預防過敏疾病的惡化。

根據我的臨床研究，會引發異位性皮膚炎的過敏原相當多，因此我簡單整理成下表，供讀者參考。

儘管過敏原的檢測方法很多，但不同的方法各有所長，不見得一次就能找出所有過敏原。因此我會建議患者除了抽血檢驗專一性 IgE 抗體外，也建議嚴重患者再自費抽血做慢性 IgG4 食物不耐過敏原檢測，看看是否有其他過敏原成了漏網之魚。此外，在我的門診中，我還會要求患者必須寫詳細的飲食日記，也就是將一天三餐所吃的食物鉅細靡遺的記錄下來，以幫助患者從中找到過敏原的蛛絲馬跡。

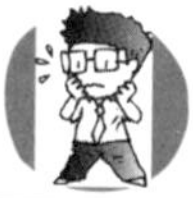

常見的異位性皮膚炎誘發因子

致敏類型	致敏因子
食入	帶殼海鮮蝦蟹、不新鮮海產 (含大量致敏組織胺)、牛奶、起司、乳酪、雞蛋 (蛋白或蛋黃)、羊奶、花生、小麥麥麩、奇異果、芒果、鳳梨、核桃、杏仁、番茄、柑橘、草莓、玉米、酵母菌、巧克力、酒精、辛辣香料、防腐劑、人工香料、白米、色素 (黃色五號)、反式脂肪等。
接觸	金屬（鎳、汞、鉛、鎘等）、水中的氯、橡膠、合成纖維衣物、羊毛、衣服染劑、頭髮染劑、洗碗精或清潔劑（尤其含有特殊酵素的生物性洗劑）、化妝品、家具中的甲醛、痠痛貼布（內含辣椒膏）、昆蟲叮咬等。
藥物	如盤尼西林、四環素、磺胺類抗生素、消炎止痛藥 (Naproxen, Diclofenac, 阿斯匹靈)、口服避孕藥、精神科用藥巴比妥鹽 (Barbiturates)、抗黴菌藥 Metronidazole 等。
空氣中的過敏原	花粉、塵蟎、動物毛屑或唾液、各種黴菌孢子等。
物理因素	冷、熱、局部壓力、光、震動等。
空氣中的污染物質	包括懸浮微粒（$PM_{2.5}$ 和 PM_{10}）、二氧化硫（SO_2）、氮氧化物（NO and NO_2）、一氧化碳（CO）、臭氧（O_3）、甲醛等。
自律神經失調	壓力、緊張、失眠、情緒刺激、激烈運動。
其他不明原因	許多患者到最後還是找不出原因。

異位性皮膚炎的ATM治療原則

A（避免）：

嬰幼兒應盡量喝母乳。此外建議仔細比對上表中的過敏原，看看有沒有引發孩子異位性皮膚炎的過敏原，如果有，往後日常生活，就應該要避開，還是找不到的話，則建議進行食物不耐過敏檢測，找出可能引發慢性過敏的真正原因。不過對某項食物不耐，並不代表永遠都不能吃，例如對奇異果有食物不耐的過敏反應者，建議在停止食用後的兩到三個月後，視情形可逐漸少量恢復食用。最後，提醒有異位性皮膚炎的患者，切記洗澡時間不宜過久、避免過熱的水溫，並加裝水龍頭除氯器。

T（治療）：

一般還是以局部塗抹的類固醇搭配口服抗組織胺，嚴重者可以注射或是口服類固醇，但是無法因此斷根。

M（調理）：

在調理方面，可服用天然魚油、GLA（月見草油或是琉璃苣油）、機能性益生菌、胺基酸螯合鋅、硒酵母、薑黃萃取物、維生素C、白藜蘆醇、B群維生素、肝臟排毒配方等。（詳情請見 PART 5〈抗過敏新選擇——營養醫學的抗過敏奇蹟〉）

以下是我針對異位性皮膚炎患者所建議的生活及營養調理處方。

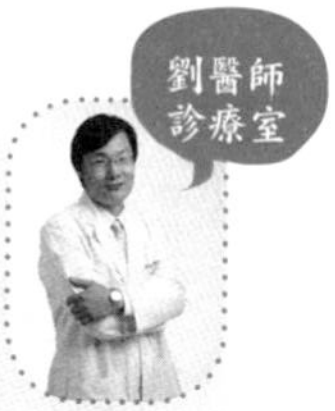

生活處方箋

❶不要用太熱的洗澡水洗澡，免得皮膚變得更乾燥。洗完澡後可以擦無防腐劑、香精的乳液，保持皮膚的濕潤。

❷選擇衣服時，盡量以吸汗又透氣的純棉材質為主。

❸適度規律的運動：每日適度緩和運動，如快走、慢跑、騎自行車、跳舞、瑜伽、氣功等為主。可以調節自律神經，促進免疫平衡，如果皮膚狀況允許，盡量在太陽升起後六十分鐘或太陽下山前六十分鐘曬些太陽，以促進皮膚維生素D之合成，因為維生素D可以降低異位性皮膚炎之發炎反應。

❹多吃天然的食物，少吃人工色素、冰品、過甜食物、含添加物飲料、含防腐劑的罐頭和果汁等加工食品，煙燻燒烤類的食物也盡量不要碰。尤其市售罐裝飲料、冷飲等，不但糖分高易使白血球活動力降低，弱化免疫系統，而且所含之各式茶精、香精會加重肝臟負擔，使得排毒力減弱，增加過敏毒素的負擔，加重副交感神經刺激，導致皮膚容易微血管擴張，皮膚炎情形不易獲得改善。

❺睡眠充足：盡量晚上十點上床睡覺，並且培養良好睡眠習慣，如此可增加深度睡眠腦波比例，促進生長激素以及退黑激素的分泌，降低異位性皮膚炎的發作。

❻紓緩壓力：以音樂、藝術、旅遊、文藝欣賞、靜坐冥想等方式來紓壓，如此可以降低自律神經緊張，也可幫助改善過敏體質。

❼每日排便順暢：便祕會增加腸內毒素及壞菌滲入體內機會，加重過敏體質的負擔，故每日二千C.C.的白開水，加上一天五至七份拳頭大的無過敏蔬果，配上益生菌的補充，如此促進每日排便順暢，降低異位性皮膚炎發作機率。

營養醫學處方箋

以下治療劑量及搭配種類，會依患者的年齡、體重、臨床症狀、藥物治療等，而調整相對應的處方。

❶天然魚油（TG型式）：每日一千至三千毫克天然魚油，分早、午、晚服用，其EPA及DHA具有天然抗發炎、抗過敏的效果，可降低異位性皮膚炎的反應。

❷琉璃苣油：每日二四〇毫克，其γ-次亞麻油酸（GLA）是抗過敏之重要營養素，可以改善異位性皮膚炎患者的發炎指數。

❸機能性益生菌：每日一百至五百億隻活菌數（Colony Forming Unit, CFU）益生菌，分一至三次服用，菌種越多，協同抗敏效果越好。益生菌可以調

節腸道免疫系統，降低過敏反應的Th2細胞激素，改善腸漏症，並協助肝臟排毒。

❹皮膚外用保養鎖濕成分的敷劑或噴劑：一日二至四次，局部護理，應含有沙棘籽油、馬努卡油（Manuka Oil）、琉璃苣油等成分，具有局部抗發炎、抗菌、保濕之功效，而無類固醇之副作用。

❺微量元素鋅：每日二十至四十毫克的胺基酸螯合鋅，可強化肝臟解毒金屬硫蛋白活性，以降低肝臟負荷，減少過敏毒素對身體的激發，增加鋅手指金屬蛋白在細胞DNA的影響，活化體內抗氧化酵素SOD、麩胱甘肽、觸酶的表現，增加對於維生素D、醣皮質固醇、視網酸等受體之敏感性，穩定皮膚角質層，降低發炎，對於異位性皮膚炎具有輔助療效。

❻白藜蘆醇植化素：每日一百至三百毫克。來自於葡萄、藍莓、桑椹等莓菓類中的白藜蘆醇屬於類黃酮類，具有抗氧化以及降解 PI3K-Akt 生化路徑，以調整過敏體質。

❼維生素C：每日一千至二千毫克的維生素C，一天一至二次服用，可以增加抗氧化力，穩定肥大細胞，減少組織胺的釋放。

❽代謝配方：每日一百毫克穿心蓮、一百毫克薑黃萃取物等草本配方的補充，幫助減少體內毒素堆積、維持生理機能正常運作。

❾硒酵母：每日二百微克。可以增加抗氧化酵素GPX的活性，減少體內自由基反應，降低發炎激素，使得T細胞分化朝向Th1型細胞反應，降低過敏反應。

❿薑黃萃取物：每日三百至六百毫克，薑黃素可以調整白血球細胞Treg/Th17之平衡，抑制細胞核NF-κB因子活化以調整過敏體質。

⓫維生素B群：每天至少五毫克B_6、六百微克葉酸、六微克B_{12}等，可促進能量產生及抗氧化反應之輔助因子。

⓬退黑激素：睡前一至五毫克，可以調控睡眠和睡眠節律，具有抗自由基之功效，改善異位性皮膚炎患者的睡眠品質。

為什麼不是拉肚子就是便祕，總是無法順暢排便？——腸道過敏、大腸激躁症

一位事業有成的林先生，第一次來到營養醫學門診時，向我抱怨他被醫師診斷為大腸激躁症，而且生活上相當困擾。有時會腹瀉腹痛，而且說來就來，經常得放下手邊工作，先應付這燃眉之急，尤其是壓力大或吃東西後會更嚴重。但有時候又有嚴重便祕，即使費很大力氣，仍是解便不乾淨。這種腹瀉或便祕的不正常情況交互發生達五個月之久，加上腹部時常脹氣，糞便上偶有黏液，有時候又得臨時找廁所，他真的不知如何是好。但他最擔心的還是腸躁症最後會不會演變成大腸癌呢？

大腸激躁症的原因與症狀

「大腸激躁症」簡稱腸躁症，患者會出現不定時腹痛、時而腹瀉、時而便祕，糞便帶有黏液的症狀，通常會有容易沮喪或焦慮的個人特質。根據統計，美國一般家庭醫師轉介給腸胃專科醫師的患者當中，腸躁症就占了三〇到五〇％。美國學者多爾斯曼（Dorssman）等人，依照一九九二年於羅馬訂定的診斷標準，針對五千四百三十位美

國人進行研究後發現，大腸激躁症的盛行率，女性是一四．五％，男性是七．七％。而台灣腸胃科醫學會統計大腸激躁症的發生率，則大約有二〇％，比例相當高。

一般造成腸躁症的原因，可能有以下幾種：

- **腸道蠕動力異常、腸道敏感性增加**
- **心理或是社會壓力過大**
- **神經傳導物質不平衡**
- **腸道內物質的刺激或是腸道神經免疫系統的改變**

目前診斷大腸激躁症的重點是依照羅馬診斷準則（Rome III），也就是過去六個月的其中某三個月裡，每個月有三天以上出現腹痛或排便習慣改變的情形，並且具有以下至少兩項特徵者：

1. 腹痛或是腹部不適之情形在排便後獲得改善
2. 伴隨排便次數變多或是變少
3. 糞便質地改變（便祕或腹瀉）

當然像林先生這類的腸躁症患者，一定要先經過腸胃科醫師詳細檢查，以排除腸道發炎或是腫瘤的情形，換句話說，腸躁症基本上是屬於功能性的問題。據統計，台灣每五人就有一人罹患此症，盛行率約二二％，男女比例相當，因此我告訴林先生，如果已經經過醫師檢查，就不會發展成大腸癌，請他放心。

大腸激躁症的治療與發現

要治療腸躁症，首先要了解每天的飲食，因此，我請他回家後一定要做飲食日記（如下頁的表格，這簡易飲食日記也可用在異位性皮膚炎或其他過敏疾病上），把每日的飲食細項仔仔細細寫下來，包括五穀根莖類、蛋豆魚肉類、奶類、水果類、蔬菜類、堅果種子油脂類、其他（飲料甜點類）。如此一來，才能幫他找出誘發腸道過敏的食物或是因子。

由於林先生的壓力過大，加上飲食習慣不佳，一天至少會喝兩杯拿鐵咖啡，每餐飯幾乎無辣不歡，因此我為他做一滴活血檢查。結果發現紅血球串連相當嚴重，肝壓力線也非常密集，出現許多念珠菌及桿菌，可見身體氧化壓力相當大，在在顯示他有嚴重腸漏症、肝臟解毒力下降、酵素系統薄弱。經過溝通，我建議先幫他進行急性專一 IgE 過敏檢測以及慢性食物 IgG4 不耐檢測。一週後報告出來，林先生看了看直搖頭，因為他發現自己對牛奶、蛋白、花生、小麥、鱈魚等食物都有嚴重的不耐反應，而他一天到晚都會接觸到蛋奶製品，甚至連喝咖啡也加了大量鮮奶及糖粉。

飲食日記

	週一	週二	週三	週四	週五	週六	週日
五穀根莖類							
蛋豆魚肉類							
奶類							
水果類							
蔬菜類							
堅果種子油脂類							
其他（飲料甜點類）							
症狀（腹痛、腹瀉、脹氣等）							

一般腸胃科專科醫師針對腸躁症患者會開的藥物，包括軟便藥、抗憂鬱劑、抗痙攣劑、血清素接受體拮抗或是促進劑等，不過部分患者仍因經常復發而備感困擾。

至於營養醫學則會優先採取過敏原排除的療法，尤其是許多患者非急性過敏，反而是食物不耐誘發（其差別可參考本書PART 3〈治療過敏第一步——從過敏源頭對症下藥〉），因此腸躁症患者可以考慮抽血檢查急性專一IgE過敏，以及慢性食物IgG4不耐檢測，甚至可以考慮接受一滴活血檢測血液微環境。此外，在日常生活中要特別注意補充纖維素，一天必須有二十至二十五公克的纖維（包括可溶或是不可溶），所以自己拳頭大小的蔬果分量要有五至七份，如果無法做到，也可考慮吃純纖維粉來替代。但是像

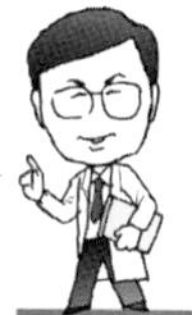

劉醫師小講堂

慢性食物不耐與腸漏症

自然療法及功能性醫學都認為，慢性食物不耐與腸漏症息息相關。到底什麼是腸漏症和慢性食物不耐呢？我在後面章節會有詳細介紹。簡單來說，人體的腸黏膜在正常情況下是完整無漏孔的情形，一旦腸黏膜屏障因為諸多因素，造成細胞之間粘連防禦的保護網弱化，甚至有空隙，或是滲透壓改變，使得我們吃進身體的食物大分子（尤其是蛋白質類），在沒有消化完全的情形下進入血液或淋巴液中，這就是所謂的腸漏症。而「慢性食物不耐」，也就是人體無法耐受長時間吃入某一種特定食物，其衍生出來的症狀還不至於像急性過敏那樣急性及嚴重，例如皮膚過敏、慢性疲勞、頭痛、氣喘、腸躁症、消化不良、腹瀉、水腫、自體免疫疾病、關節炎、憂鬱、美尼爾氏症候群、頭暈、慢性肌膜炎、黑眼圈等。（關於慢性食物不耐與腸漏症，可參考後面章節內容）

小麥之類的穀物應注意，因為其麩質（Gluten）也有可能成為腸躁症的蛋白質過敏因子。另外，精緻糖食品及飲料因為會急速升高血糖，造成十二指腸及小腸蠕動降低，脹氣因此愈發嚴重，最好也要避免。

我跟林先生解釋他的狀況後，他同意接受我的建議，並配合營養療法（服用天然魚油、機能性益生菌、植物酵素、鈣鎂錠、麩醯胺酸、白藜蘆醇、B群維生素），經過一個月的調理後，他的腸躁症就幾乎完全痊癒了。

腸躁症的ATM治療原則

A（避免）：

詳做飲食日記，並接受食物急性過敏和慢性不耐檢測，針對不耐的食物應避免食用三個月，之後可視情形逐漸少量恢復。甜點、飲料、咖啡、酒精則應避免。

T（治療）：

一般是以軟便藥、抗憂鬱劑、抗痙攣劑、血清素接受體拮抗或是促進劑等來治療。

M（調理）：

營養醫學處方包括天然魚油、機能性益生菌、植物酵素、鈣鎂錠、麩醯胺酸、薑黃萃取物、白藜蘆醇、B群維生素等（可見PART 5〈抗過敏新選擇——營養醫學的抗過敏奇蹟〉）。此外，在生活上應有適度運動及紓壓活動。

以下是我針對大腸激躁症患者所建議的生活及營養調理處方。

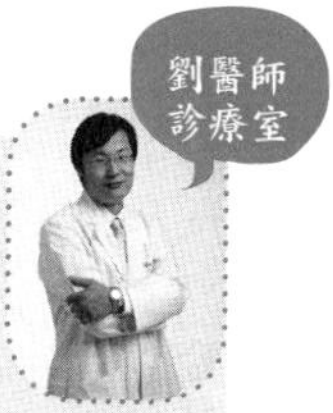

生活處方箋

❶適度規律的運動：每日曬些太陽，配合適度緩和運動，如快走、慢跑、騎自行車、游泳、跳舞、瑜伽、氣功等為主。可以調節自律神經，促進免疫平衡，改善腸躁症發作機率。

❷多吃天然的食物，少吃有人工色素、冰品、過甜食物、有防腐劑的罐頭和果汁等加工食品，煙燻燒烤類的食物也盡量不要碰。避免含有咖啡因、酒精、乳糖的食物或是油膩的食物、豆類、含山梨糖醇的口香糖、辣椒等。尤其市售罐裝飲料、冷飲等，不但糖分高易使白血球活動力降低，弱化免疫系統，而且所含之各式茶精、香精會加重肝臟負擔，使得排毒力減弱，增加過敏毒素的負擔。

❸睡眠充足：盡量晚上十點上床睡覺，晚餐七分飽，睡前三小時空腹，並且培養

良好睡眠習慣，如此可增加深度睡眠腦波比例，促進生長激素以及退黑激素的分泌，紓緩腸道壓力。

❹紓緩壓力：以音樂、藝術、旅遊、文藝欣賞、靜坐冥想等方式來紓壓，如此可以降低自律神經緊張，也可降低腸躁症機率。

❺每日排便順暢：便祕會增加腸內毒素及壞菌滲入體內機會，加重過敏體質的負擔，故每日喝二千C.C.白開水，加上一天五至七份拳頭大的無過敏蔬果，配上益生菌的補充，如此促進每日排便順暢，維護腸道內友善生理環境。

營養醫學處方箋

以下治療劑量及搭配種類，會依患者的年齡、體重、臨床症狀、藥物治療等，而調整相對應的處方。

❶天然魚油（TG型式）：每日一千至三千毫克天然魚油，分早、午、晚服用，其EPA及DHA具有天然抗發炎、抗過敏的效果，可降低腸黏膜及全身的發炎反應。

❷機能性益生菌：每日一百至五百億隻活菌數（Colony Forming Unit, CFU）益生菌，分一至三次服用，菌種越多，協同抗敏效果越好。益生菌可以調

節腸道免疫系統（GALT），降低過敏反應的Th2細胞激素，改善腸漏症，並協助肝臟排毒。

❸**麩醯胺酸**：每日一至三次，一次四公克。支持腸道細胞營養，提供腸道上皮細胞立即分裂的能量，修復受損的腸和胃黏膜細胞，改善腸躁症之腸黏膜完整性。

❹**植物酵素**：餐前五分鐘或餐後服用一至二粒植物酵素，可協助我們將食物中肉類、脂肪、碳水化合物等分解為小分子的胺基酸、脂肪酸、單醣或雙醣等，減輕腸胃的負擔。

❺**礦物質鈣、鎂、維生素D_3**：每日六百毫克鈣、一百毫克鎂、二百國際單位的維生素D_3，可紓緩腸道平滑肌的收縮，降低腸黏膜的發炎。

❻**白藜蘆醇植化素**：每日一百至三百毫克。來自於葡萄、藍莓、桑椹等莓菓類中的白藜蘆醇植化素屬於類黃酮類，具有抗氧化以及降解PI3K-Akt生化路徑，以調整過敏體質。

❼**薑黃萃取物**：每日三百至六百毫克，薑黃素可以調整白血球細胞Treg/Th17之平衡，抑制細胞核NF-κB因子活化以調整過敏體質。

❽**維生素B群**：每日至少五毫克B_6、六百微克葉酸、六微克B_{12}等，可促進能量產生及抗氧化反應之輔助因子。

總是不停揉眼睛是怎麼回事？——過敏性結膜炎

阿豪從國小一年級開始就因為過敏性體質到處求診，打噴嚏、鼻子癢已經是家常便飯了，教他更難以忍耐的是，眼睛不時的奇癢無比，總是忍不住大力的用手揉啊揉。有一回，他被父母親帶來找我，他一邊揉著泛了淚水的紅眼睛，一邊難過的說：「我要把眼睛揉掉啦！」這種痛苦，就是過敏性結膜炎（又稱為過敏性角結膜炎）惹的禍。

過敏性結膜炎的原因與症狀

一般眼科醫師將過敏性結膜炎分為季節性過敏性結膜炎、常年性過敏性結膜炎、異位性角膜結膜炎、春季型角膜結膜炎、巨乳突結膜炎。其中以季節性以及常年性過敏性結膜炎最常見。所謂季節性跟常年性的分類法，和前面提到的過敏性鼻炎分類一樣，主要和過敏原有關；季節性指的是跟當季空氣中所飄散的花粉或是孢子有關，而常年性的過敏性結膜炎則與塵蟎、黴菌、寵物毛屑有關。通常有過敏性結膜炎的患者，也會合併嚴重的過敏性鼻炎，如鼻子癢、打噴嚏、流鼻水、鼻塞、黑眼圈，甚至連氣喘的症狀也躲不掉。所以我會建議過敏性結膜炎患者，應抽血做過敏原檢測，以降低因為眼睛癢而造成的不適。

在幫阿豪抽血檢測後，我發現他對塵蟎、白色念珠菌、牛奶、狗毛過敏。看了看阿豪的手，我在他的指間找到一些白色的脫屑小疹子，我請他到皮膚科檢查，結果是念珠菌皮疹，這也難怪阿豪會反覆揉搓眼睛了。因為手上皮疹才是刺激眼睛過敏的真正兇手，所以每次他點眼藥水後，雖然很快就不癢，但沒多久又復發了。我請他先去皮膚科拿藥治療手上的皮疹，再配合營養醫學處方調理身體，一個月後，阿豪的過敏幾乎不再復發。只是阿豪父母對白色念珠菌也是過敏原之一，感到非常訝異，因為他們為了阿豪的過敏體質，家中早已買了防蟎寢具、空氣清淨機、除濕機，卻還是百密一疏，沒料到念珠菌竟是過敏原。

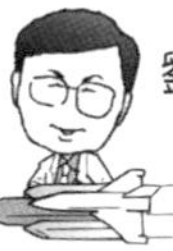

劉醫師 Tips

白色念珠菌是一種真菌，普遍存在皮膚、呼吸道、口腔、消化道、陰道等體內黏膜上皮，女性朋友可能比較熟悉的是有關陰道分泌物的念珠菌感染（可參考《疾病，不一定靠藥醫》一書）。大多數人體內的念珠菌是不會造成困擾的，但如果免疫力低下、長期使用類固醇、免疫抑制劑、愛吃油炸、甜食等，就容易併發白色念珠菌感染，此時如果又對此真菌過敏，那就沒完沒了啦。

一般說來，過敏性結膜炎發作時，可先稍微局部冰敷，降低眼睛充血情形，此外，眼科醫師會使用的眼藥水或是眼藥膏，包括有局部抗組織胺、局部血管收縮劑、局部非類固醇性抗發炎藥劑、肥胖細胞安定劑或是類固醇。不過類固醇眼藥水雖然效果快速，卻不可長期使用，否則會造成眼睛抵抗力降低，增加感染機會，還可能造成眼壓上升、青光眼、視神經萎縮等不可逆後遺症。

過敏性結膜炎的ATM治療原則

A（避免）：

首先患者必須先知道過敏原為何，才能從源頭避開。可以抽血檢測 IgE 急性過敏或是自費抽檢 IgG4 食物不耐檢測，常有意想不到的結果（詳情請見 PART 3〈治療過敏第一步——從過敏源頭對症下藥〉）。當然如果一定要揉眼睛，必須記得先洗手，而香菸、環境廢氣污染及懸浮微粒、家中裝潢材料、溫濕度變化也都是應該注意的重點。

T（治療）：

目前眼科醫師多以局部抗組織胺、局部血管收縮劑、局部非類固醇性抗發炎藥劑、肥胖細胞安定劑或是類固醇藥物為主，但是使用時間長短必須和醫師討論。

M（調理）：

在生活型態上，包括時常遠望凝視、適度規律的運動、不喝冷飲以及過甜食品、睡眠充足以及紓緩壓力。至於營養醫學調理，包括機能性益生菌、天然魚油、葉黃素及玉米黃素、抗氧化微量元素鋅、抗氧化劑維生素C等。（詳情請見PART 5〈抗過敏新選擇——營養醫學的抗過敏奇蹟〉）。

以下是我針對過敏性結膜炎患者所建議的生活及營養調理處方。

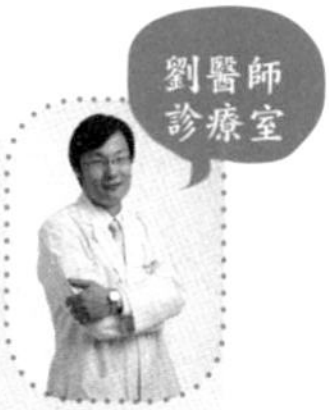

生活處方箋

❶適度規律的運動：每日曬些太陽，配合遠望凝視，規律的有氧運動如球類、快走、慢跑、騎自行車、瑜伽、氣功等，幫助調節自律神經，促進免疫平衡。

❷外出運動或娛樂時，如遇到花粉流行季節，則應該戴口罩以及太陽眼鏡，以免過敏性結膜炎發作。

❸不喝冷飲以及過甜食品：尤其市售罐裝飲料、冷飲等，不但糖分高易使白血球活動力降低，弱化免疫系統，而且所含之各式茶精、香精會加重肝臟負擔，使得排毒力減弱，增加過敏毒素的負擔，冰品會刺激副交感神經，加重鼻黏膜以

及眼角結膜腫脹。

❹睡眠充足：盡量晚上十點上床睡覺，並且培養良好睡眠習慣，如此可增加深度睡眠腦波比例，促進生長激素以及退黑激素的分泌，降低眼過敏的發作。

❺紓緩壓力：以音樂、藝術、文藝欣賞、靜坐冥想等方式來紓壓，如此可以降低自律神經緊張。

❻每日排便順暢：便祕會增加腸內毒素及壞菌滲入體內機會，加重眼睛過敏的負擔，故每日喝二千C.C.白開水，加上一天五到七份拳頭大的蔬果，配上益生菌的補充，可促進每日排便順暢，降低過敏發作機率。

營養醫學處方箋

以下治療劑量及搭配種類，會依患者的年齡、體重、臨床症狀、藥物治療等，而調整相對應的處方。

❶機能性益生菌：每日一百至五百億隻活菌數（Colony Forming USnit, CFU）益生菌，分一至三次服用，菌種越多，協同抗敏效果越好。益生菌可以調節腸道免疫系統，降低過敏反應的Th2細胞激素，改善腸漏症，並協助肝臟排

毒。

❷天然魚油（TG型式）：每日一千至二千毫克天然魚油，分早晚服用，其EPA及DHA具有天然抗發炎、抗過敏的效果，可降低眼睛過敏的反應，而且DHA是視網膜必要之必需脂肪酸。

❸微量元素鋅：每日二十毫克的胺基酸螯合鋅，一天一次，可強化肝臟解毒金屬硫蛋白活性，以降低肝臟負荷，減少過敏毒素對身體的激發，增加鋅手指金屬蛋白在細胞DNA的影響，活化體內抗氧化酵素SOD、麩胱甘肽、觸酶的表現，提升抗氧化力，能穩定眼球角結膜，降低眼睛過敏反應。

❹維生素C：每日一千至二千毫克的維生素C，一天一至二次服用，可以增加抗氧化力，穩定肥大細胞，減少組織胺的釋放。

❺葉黃素及玉米黃素：每天攝取五至十毫克的葉黃素，可以有效預防眼睛視網膜病變。

一不小心小命就沒了——藥物過敏（急性休克反應）

記得我六歲時，因為感冒被母親帶到一間診療所就醫。醫生幫我打了一針盤尼西林（Penicillin）後，我只記得一陣頭昏，接著不省人事。據母親描述，當時她嚇壞了，因為滿臉蒼白的我被醫生緊急抬到病床上，整個診間醫師護士來回穿梭，經過約莫五分鐘急救後，我逐漸恢復意識。當然醫師也嚇到了，原來我對盤尼西林過敏，這急性休克反應差點「藥」了我的命，以後我每回看醫生時，一定會主動告知，以免再發生意外。

藥物過敏的原因與症狀

現在我自己當醫生了，對於患者的藥物過敏史，我非常重視，尤其在醫療糾紛頻傳的今日，更不可輕忽。什麼是藥物過敏呢？簡單來說，就是身體對於特定藥物重複接觸後，藥物會與肥胖細胞上的 IgE 抗體接觸，然後刺激肥胖細胞釋放大量的組織胺、白三烯素等物質，誘發全身免疫系統的反應，造成症狀如皮膚紅腫、搔癢、起紅疹、發燒，更嚴重者會造成呼吸困難、血壓降低、心跳減緩、休克反應（Anaphylaxis），甚至發生史帝文生—強生症候群（Stevens-Johnson Syndrome, SJS），以及毒性表皮溶解症。此症全身包括眼睛、嘴唇、生殖器官黏膜潰爛，皮膚起水泡，嚴重時全身表皮脫去，好比大規模燒燙傷，還必須住進燙傷加護中心，甚至可能發生急性肝、腎發炎或衰竭等。此外，其他藥物引起的過敏反應，還包括破壞血小板及紅血球、血清症、自體免疫疾病等。

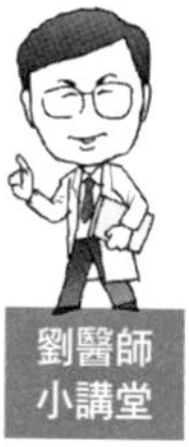

史帝文生—強生症候群（Stevens-Johnson Syndrome）

史帝文生—強生症候群是一種發生在身體皮膚黏膜組織上的過敏發炎反應，通常因病人服用的藥物誘發引起。據統計，美國平均每年每一百萬人口中，就會發生二．六至七．一件的史帝文生—強生症候群案例。而在台灣，每年每一百萬人口中的發生率大約是六件。患者初發生的一至三天，會出現發燒、喉嚨、眼睛刺痛感，然後全身有黏膜的地方開始紅腫潰瘍，接著皮膚會產生紅色斑塊併有中央灰色樣變化。情況如未獲得控制，其壞死的表皮與底下的真皮層會發生分離，此時脆弱易破的水泡就形成了，也就是毒性表皮溶解症。史帝文生—強生症候群死亡率約為五至一〇％，若發展成毒性表皮溶解壞死，死亡率可高達四〇至五〇％。

其實所有藥物都可能引發過敏反應，但大多數人並不會知道自己是否對某種藥物過敏。不過，只要曾經發生過，就千萬要記得，並告知醫師，以免造成嚴重的後遺症。以下是幾種較常出現藥物過敏的藥物，提供給各位讀者參考：

止痛消炎藥：如阿斯匹靈、Diclofenac、Brufen、Ketoprofen，甚至常見的普拿疼。

抗生素：如Rifampin、盤尼西林、磺胺類藥物、四環素、頭芽孢子素等。

抗癲癇藥物：癲通（Carbamazepine）、苯妥英（Phenytoin）等。

胰島素

放射線檢查顯影劑

降尿酸藥（Allopurinol）

麻醉劑

治療甲狀腺機能亢進藥物

其他：如中藥、抗組織胺、類固醇、維生素、藥品添加劑等。

藥物過敏是跟體質基因脫不了關係的，因此目前所謂藥物基因學的發展，也是為了解決此問題而日新月異。就像抗癲癇用藥癲通（Carbamazepine），因為有可能造成史帝文生—強生症候群，引發醫療糾紛，為此，中央研究院生物醫學研究所所長陳垣崇領導的團隊，已經找出了此症的危險基因標記HLA-B*1502，所以如果必須服用此藥物，可以先檢測此基因來避免不必要的風險。相信在不久的將來，應該會陸續找出各種常見過敏藥物相對應的基因標記。

不過要提醒讀者的是，如同食物一樣，藥物也有不耐的問題，例如吃了藥發生噁心、嘔吐、腸絞痛、腹瀉、頭昏、頭痛等，這種反應並非真正的過敏，而是一種不適。當然，「藥物不耐症」因為會造成患者不舒服，所以一般醫師都會註記在病歷上，盡量避免開此藥方，才不致造成醫病雙方的困擾。

藥物過敏的治療與發現

一般醫師碰到藥物過敏時，會給予口服或注射之抗組織胺、類固醇，休克患者則會給予腎上腺素。如果是皮膚長疹子，則可以冰敷或是洗冷水澡，盡量不要用肥皂或是沐浴乳，並穿著寬鬆純棉衣物。

如果想知道是否有藥物過敏，一般以皮膚測試最準，像是住院期間若是須注射盤尼西林類抗生素，醫師都會請護理師先做皮膚試驗，其他常見藥物過敏也可以抽血來先做篩檢。

不過像我之前提過的，只要是藥物，都有發生過敏的機會。如果真的必須用此藥而且無替代藥物時，醫師可能會嘗試「減敏治療」，也就是先服用低劑量藥物，再慢慢增加劑量，讓身體漸漸「認識」此藥物。只不過，這樣做的風險還是相當高。

藥物過敏是無法調整的，這其實和基因體質有關係，所以最好還是避免再次服用或注射過敏藥物為上策。此外，建議患者一定要將過敏藥物做成隨身卡放在健保卡內，任何時間就醫一定要提醒醫護人員，現在因為醫療院所都電腦化，所以登錄在電腦內，醫師、藥師、護理人員可以隨時避免使用到過敏藥物。

渾身是毛病，經常這邊痛那邊痛——慢性食物不耐症

五十五歲的王女士來營養醫學門診就診時，攤開一張紙，上面寫的密密麻麻的就醫心酸史。自從十年前開始，容易疲倦的她，因為時常腹部絞痛、腹瀉，被醫師診斷是腸躁症，除了肚子的毛病外，她還因嚴重偏頭痛，去掛了神經內科。此外，她也經常因雙側髖關節及膝關節疼痛得去看骨科和免疫風濕科醫師，雖然檢查後也發現沒問題。最後，婦產科認為她是停經症候群合併憂鬱症，開給她人工荷爾蒙，她因為有乳癌家族史所以不敢服用。最後看到了身心科，醫師建議她服用一些抗憂鬱劑及安眠藥，看能不能讓自己的心情好一點，就不會經常這兒疼、那兒痛了。各位讀者，看到王女士的案例，你是否嚇一跳呢？

食物不耐的原因與症狀

看了她的檢查資料後，我發現王女士的情況大多OK，為了找出病因，我幫她做一滴活血及乾血檢測，結果看到她的紅血球串聯嚴重（體質嚴重偏酸），肝壓力線明顯，

而且氧化壓力自由基反應也是相當的高。另外還有許多念珠菌及少數桿菌被發現，在在都指向可能有腸漏症及肝臟解毒力下降的跡象，因此解讀完之後，建議她去自費檢驗多種食物不耐過敏原 IgG4，她也一口答應。

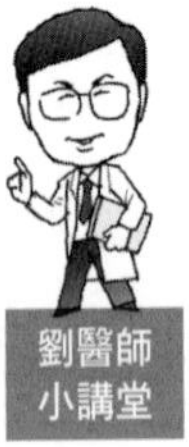

一滴活血與乾血檢查

一滴活血及乾血檢查是靈敏度高但是特異性低的一項篩檢工具，也就是說當作完這項檢驗時，我們可以很容易就發現血液中是否有不正常的現象，但卻無法很快的推斷是哪裡出了問題，也無法遽下結論，還要配合其他檢查。以下針對活血檢查及乾血檢查常出現的結果作一解說：

活血檢查

❶紅血球串聯：代表過敏、顯微性缺氧、偏酸體質、脂肪代謝不良、消化系統不佳、抽菸、壓力等。

❷紅血球大小及型態改變：如缺鐵性貧血、維生素 B_6、B_{12}、葉酸不足、地中海型貧血、化學或是塑化劑污染、骨髓功能欠佳、脾臟或膽囊功能不良、寄生蟲或病毒感染等。

❸白血球型態、活動力、分布之變化：相關情形如過敏、念珠菌感染、癌症化療及放射治療之變化、其他感染症、營養素如牛磺酸不足等等。

❹血小板凝集變化：氧化壓力過大、乳糜微粒過多、過敏、消化系統不良、血栓形成

等。

❺結晶形成：如膽固醇、尿酸、糖結晶等，需配合抽血檢測以確定。

❻斑塊或過氧化脂質：這是血中的垃圾，飲食高油、油炸物攝取過多、氧化壓力過大、血管老化速度增加、消化酵素不足等。

❼菌體出現：細菌、念珠菌、黴漿菌等，這一點都不誇張，念珠菌與嗜吃甜食有關，黴漿菌出現，我會再安排血清抗體檢驗以證明。

❽肝壓力線：與肝臟解毒力下降、各種肝炎、熬夜、便祕、喝酒等有關。

乾血檢查

❶自由基評估：可初步了解體內抗氧化力及自由基的狀況。

❷重金屬污染可能：如果出現重金屬黑圈，則可配合排毒療法，許多皮膚疑難雜症都有可能出現。

❸其他：如發炎、對應臟器的評估等。

一週後，王女士對自己的慢性食物不耐報告感到很訝異，因為她對牛奶、蛋白、奇異果、番茄、小麥等食物皆呈現重度不耐情形，其他如鮭魚、牛肉也是呈現中度食物不耐的現象。王女士相當訝異，因為這些都是她喜歡吃的食物。

我建議她先停止食用那些重度不耐食物三個月，之後再少量單次食用。至於中度不耐食物建議先停兩個月後，再開始少量、單次食用。期間如果出現了腹痛、腹瀉、疲勞、頭痛、關節痛等症狀，就將該食物食用間隔再拉長。

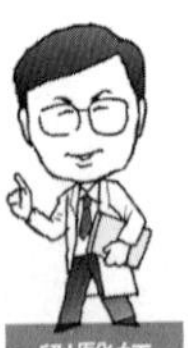

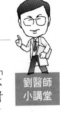

劉醫師小講堂

什麼叫做食物不耐？

「不耐」一詞英文為Intolerance，也就是無法耐受，但症狀還不至於像急性過敏那樣急性及嚴重。我們知道免疫抗體有五種免疫球蛋白（Immunoglobulin, Ig），分別是IgG、IgE、IgM、IgA、IgD，其中的過敏反應牽涉到IgE的運作。一般醫院驗的過敏原測試皆是IgE專一性系統，但是食物不耐則是由IgG來反應，其造成的症狀並不專一，也就是可能造成的症狀有許多，所以較不受到重視。而IgG4則是IgG裏更特別的一個細項。依照《食物不耐聖經》（The Food Intolerance Bible）作者安東尼·海因斯（Antony J. Haynes）的看法，至少四五％的人口深受食物不耐的困擾。

一般說來，患有食物不耐的患者，大都會有下列幾項症狀：皮膚過敏、慢性疲勞、頭痛、氣喘、腸躁症、消化不良、腹瀉、水腫、自體免疫疾病、關節炎、憂鬱、美尼爾氏症候群、頭暈、慢性肌膜炎、黑眼圈等。由於症狀表現非常多樣，剛好也印證了王女士長期力不從心的感覺，以及這兒痛、那兒不舒服的症狀，就是因為食物不耐所引起。

「食物慢性發炎」可能導致身體的症狀

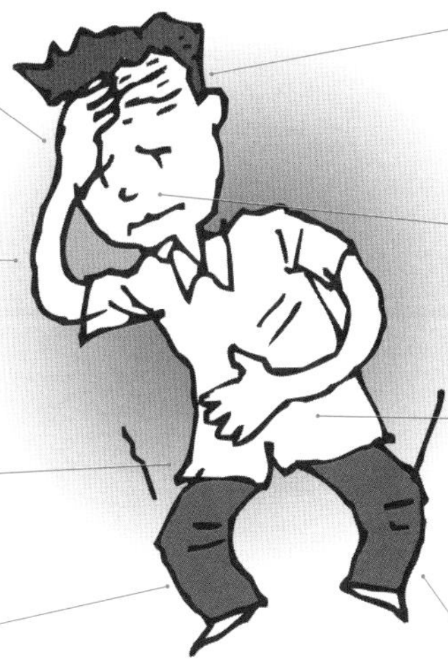
皮膚系統：皮膚乾癢、青春痘、鼻頭粉刺、濕疹、頭皮屑、痤瘡
自體免疫：類風濕關節炎、紅斑性狼瘡
泌尿生殖系統：頻尿、灼熱、經前症候群、陰道癢或分泌異常
其他：孩童發展遲緩、過動
精神系統：偏頭痛、焦慮、沮喪、易怒、失眠、疲勞、餐後疲勞、學習障礙、過動／自閉症狀
耳鼻喉／呼吸道系統：咳嗽、鼻竇問題、慢性鼻炎、口臭、流鼻水、氣喘、胸痛、鼻息肉
腸胃道系統：噁心嘔吐、胃灼熱、腸躁症、排便不順、腹瀉、腹脹、腸漏、便祕、胃食道逆流
肌肉骨骼：全身痠痛、肌肉疼痛、關節發炎

上圖就是常見的食物不耐所引發的症狀，提供給各位讀者參考。

通常人體會引發食物不耐症的因素，主要可能和下列幾點有關：

- **腸漏症**：腸內黏膜細胞間有細孔，造成食物大分子、毒素、過敏原進入淋巴液及血液中，產生一連串慢性不適症狀。
- **腸道免疫系統低下**：黏膜抗體IgA無法發揮局部免疫功能，造成腸漏，進而身體容易感染。
- **反覆大量單一特定食物之攝取**：例如長期大量喝鮮奶，則乳品中酪蛋白容易造成免疫球蛋白IgG的激活（尤其是IgG4），造成食物不耐。

●消化不良：暴飲暴食，狼吞虎嚥，以及胃、胰液、膽汁酵素不夠。

●低胃酸：胃黏膜萎縮或是吃太多胃藥造成胃液酸度不夠。

●腸道菌相失衡：腸內壞菌以及真菌過多，好菌不夠，益生菌沒有補充。

●藥物：各種消炎止痛藥、抗生素等，都會破壞胃及腸道黏膜，造成腸漏。

●壓力：壓力會引起腎上腺素、甲狀腺素、腦下垂體激素的紊亂，影響人類第二個腦——腸胃系統，造成腸漏。

●酗酒：酒精會改變腸腔細胞滲透壓，造成腸漏，並且影響肝臟解毒第一及第二步驟，增加食物不耐機率。

腸漏症示意圖

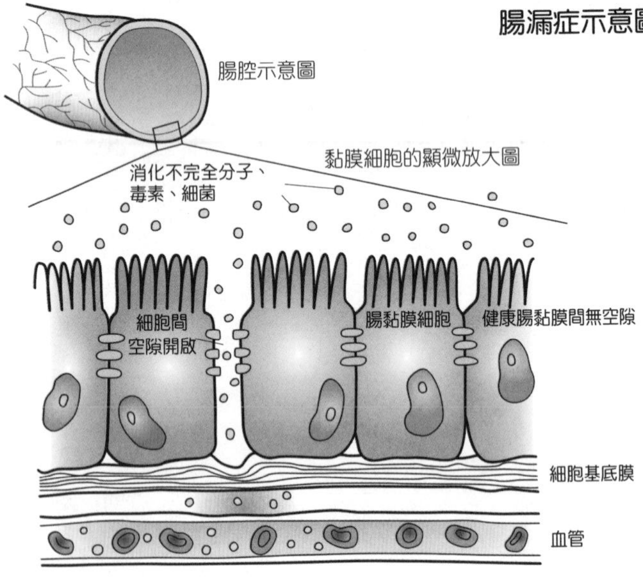

在台灣，食物不耐的檢測與發現並不普及，因此像王女士這樣，輾轉求醫的奇幻漂流記患者，我碰到過不少。

食物不耐的治療與發現

醫治食物不耐，我的治療模式就是依患者對特定食物的不耐嚴重度來建議食物輪替。重度項目禁食三個月，中度項目禁食兩個月，然後再少量進食看看，當然如無特殊必要，不再吃重度不耐食物也是可以的。除了飲食輪替外，我還建議王女士以麩醯胺酸、機能性益生菌、白藜蘆醇、肝臟排毒配方、薑黃粉等調理，說也奇怪，才一個月的時間，她全身痠痛、頭痛、腸胃不適症狀幾乎都好了，只有睡眠仍須靠藥物來助眠。

食物不耐的ATM治療原則

A（避免）：

詳做飲食日記並接受食物急性過敏和慢性不耐檢測，食物不耐項目應避免食用三個月，之後可視情形逐漸少量恢復。甜點、飲料、咖啡、酒精則應避免。

T（治療）：

一般是以抗組織胺、抗憂鬱劑、消炎止痛藥等來治療。

M（調理）：

營養醫學處方包括機能性益生菌、植物酵素、麩醯胺酸、薑黃萃取物、白藜蘆醇、B群維生素、天然魚油、肝臟排毒配方等（詳情請見PART 5〈抗過敏新選擇——營養醫學的抗過敏奇蹟〉）。

以下是我針對食物不耐患者所建議的生活及營養調理處方。

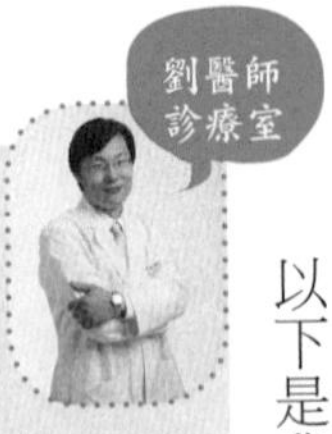

生活處方箋

❶適度規律的運動：每日曬些太陽，配合適度有氧運動，如快走、慢跑、騎自行車、游泳、跳舞、瑜伽、氣功等為主。可以調節自律神經，促進免疫平衡，改善慢性食物不耐的相關症狀。

❷多吃天然的食物，少吃有人工色素、冰品、過甜食物、有防腐劑的罐頭和果汁等加工食品，煙燻燒烤類的食物也盡量不要碰。尤其市售罐裝飲料、冷飲等，不但糖分高易使白血球活動力降低，弱化免疫系統，而且所含之各式茶精、香精會加重肝臟負擔，使得排毒力減弱，增加過敏毒素的負擔。

❸睡眠充足：盡量晚上十點上床睡覺，晚餐七分飽，睡前三小時空腹，並且培養良好睡眠習慣，如此可增加深度睡眠腦波比例，促進生長激素以及退黑激素的分泌，紓緩腸道壓力，降低食物不耐機率。

❹紓緩壓力：以音樂、藝術、旅遊、文藝欣賞、靜坐冥想等方式來紓壓，如此可以降低自律神經緊張，也可紓緩慢性食物不耐的症狀。

❺每日排便順暢：便祕會增加腸內毒素及壞菌滲入體內機會，加重過敏體質的負擔，故每日喝二千C.C.的白開水，加上一天五至七份拳頭大的無過敏蔬果，配上益生菌的補充，如此促進每日排便順暢，維護腸道內友善生理環境。

營養醫學處方箋

以下治療劑量及搭配種類，會依患者的年齡、體重、臨床症狀、藥物治療等，而調整相對應的處方

❶天然魚油（**TG型式**）：每日一千至二千毫克天然魚油，分早晚服用，其EPA及DHA具有天然抗發炎、抗過敏的效果，可降低腸黏膜及全身的發炎反應。

❷機能性益生菌：每日一百至五百億隻活菌數（Colony Forming Unit, CFU）益

生菌，分一至三次服用，菌種越多，協同抗敏效果越好。益生菌可以調節腸道免疫系統（GALT），降低過敏反應的Th2細胞激素，改善腸漏症，並協助肝臟排毒。

❸麩醯胺酸：每日一至三次，一次四公克。支持腸道細胞營養，提供腸道上皮細胞立即分裂的能量，修復受損的腸和胃黏膜細胞，改善腸黏膜完整性。

❹植物酵素：餐前五分鐘或餐後服用一至二粒植物酵素，可協助我們將食物中肉類、脂肪、碳水化合物等分解為小分子的胺基酸、脂肪酸、單醣或雙醣等，減輕腸胃的負擔。

❺白藜蘆醇植化素：每日一百至三百毫克。來自於葡萄、藍莓、桑椹等莓菓類中的白藜蘆醇植化素屬於類黃酮類，具有抗氧化以及降解PI3K-Akt生化路徑，以調整過敏體質。

❻薑黃萃取物：每日三百至六百毫克，薑黃素可以調整白血球細胞Treg/Th17之平衡，抑制細胞核NF-κB因子活化以調整過敏體質。

❼維生素B群：每日至少五毫克B_6、六百微克葉酸、六微克B_{12}等，可促進能量產生及抗氧化反應之輔助因子。

PART 3

治療過敏第一步——從過敏源頭對症下藥

俗話說「知己知彼、百戰百勝」，
想要徹底擺脫過敏的困擾與傷害，
第一步就是了解過敏發生的原因。
唯有找出讓自己過敏的源頭，
並徹底避開過敏原，
才能降低引發過敏的機率，
這就是真正的「治敏之道」。

揪出你身邊的過敏原

你有過敏的困擾嗎？如果你的答案是「沒有」，那要恭喜你，你可真是個幸運兒。如果答案是「有」，那也不要氣餒，只要你願意，治療過敏並沒有你想像那麼不容易，而治療的第一步，就是從認識過敏原開始。

過敏原（Allergen），簡單說就是導致過敏的原因或是源頭。為何會有過敏原？為何別人不會對這過敏原過敏，我們卻會出現過敏反應呢？在開始介紹常見的過敏原之前，我想先跟各位讀者說明一下，過敏到底是怎麼一回事。

簡單來說，我們身體的免疫系統肩負著抵禦外來感染物質入侵的使命，這些入侵的物質包括細菌、病毒、黴菌、寄生蟲等，此外，免疫系統還會即時偵測並消滅體內不正常細胞（如癌細胞）。這個消滅外來物質或是自身壞物質的保護系統，一旦過於「敏感」而反應激烈的話，就會造成所謂的過敏現象。舉例來說，如果你一接觸塵蟎就開始打噴嚏、流鼻水，那麼塵蟎就是你的過敏原。

過敏反應的四種型態

既然談到過敏原，就不得不先談複雜的過敏反應，如果依照參與的抗體以及反應機轉型式，過敏反應可以分為四種型態，包括：

一、**第一型（立即型）過敏反應**：一旦接觸到過敏原，體內的IgE抗體會導致肥大細胞立即釋放組織胺、白三烯素等介質，讓人體出現血管擴張、血漿外滲的反應。例如有些人一吃到蝦子、花生就立刻出現皮膚過敏、蕁麻疹，或是一注射抗生素盤尼西林就出現血壓降低、休克反應，又或是吸入塵蟎會立刻造成打噴嚏、氣喘等呼吸道過敏，這就是第一型立即性的過敏反應，也是大家比較熟悉的過敏反應。

二、**第二型（毒殺型）過敏反應**：這型反應比較少見，舉例來說，會發生醫療糾紛的輸錯血的反應就屬此類。當輸入不同血型的血液時，受血者會經由IgG及IgM免疫球蛋白與被輸入的紅血球表面抗原蛋白接合，引起補體連續反應（補體是存在人體血清中的一種活性蛋白質），造成紅血球破裂、溶血，或是引起吞噬細胞將紅血球吞噬破壞。

三、**第三型（免疫複合體）過敏反應**：主要是因為體內的IgG免疫球蛋白與抗原結合，並引起補體附著，而這抗原—抗體—補體所形成的免疫複合體，會沉積在腎臟、血管壁、關節、肺臟等組織上，引起腎臟炎、血管炎、關節炎、肺炎等，造成嚴重的併發症。例如自體免疫疾病紅斑性狼瘡（SLE）所產生的自體抗體與腎臟腎絲球結合，再與補體反應，就會造成腎臟發炎，甚至腎衰竭、洗腎的合併症。

四、第四型（延遲型）過敏反應：是由T淋巴細胞造成的延遲型過敏反應。例如結核菌感染時，會造成T細胞分泌一些化學物質，引來單核球細胞，然後逐漸形成硬塊（又稱肉芽腫）；又例如皮帶含有乳膠，或是手錶含有鎳，如此也會引起皮膚逐漸產生發癢的硬結紅疹，因為過敏反應發生時間在二十四至四十八小時之後，所以稱之為延遲型過敏反應。而慢性食物不耐反應，也有學者歸類於此型反應。

過敏反應的三個階段

因為第一型過敏反應是最主要的急性反應，依照過敏反應產生的時期，學者又將它分為三個時期，包括致敏期、立即型反應期、延遲型反應期：

階段一──致敏期（尚未出現過敏反應）

當我們的身體第一次接觸到過敏原（例如塵蟎、花粉或是花生）時，我們的免疫系統會經由所謂抗原呈現細胞、T細胞、Th2細胞、B細胞、漿細胞一連串的反應，產生一種針對此過敏原的專一性抗體IgE，就好像針對這過敏物質的鑰匙孔，量身打造一把專屬的鑰匙（專一性抗體IgE），這時還沒有任何的過敏反應發生。

階段二──立即型反應期（幾秒到幾分鐘時間）

當我們身體第二次接觸到過敏原時，這些過敏原上的鑰匙孔會和肥大細胞上的鑰匙（專一性抗體IgE）接合，然後訊號傳入肥大細胞內，促使它釋放出組織胺、白三烯素、肝素、前列腺素D2、胰蛋白酶等酵素，導致身體器官組織出現血管擴張、組織液滲漏的情形。換句話說，發生在氣管，就是氣喘，發生在鼻子就是打噴嚏、流鼻水，發生在皮膚，就有可能發癢紅腫。此反應期的發生，從幾秒鐘到幾分鐘不等。

階段三—延遲型反應期（6到8小時）

在出現過立即型反應後，接下來的六到八小時，肥大細胞會釋放包括ECP、IL-3、IL-5等激素，造成各種白血球、特別是嗜伊紅性白血球的組織浸潤，導致身體長期的組織發炎、過敏反應。

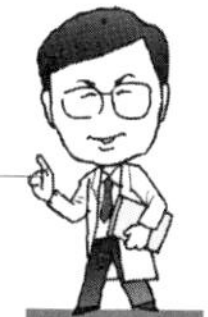

劉醫師小講堂

身體的免疫大軍

上述的IgE，是人體免疫球蛋白中的一種。我們體內共有五種免疫球蛋白，這些蛋白分子的形狀類似英語字型Y，按照分子的不同，分為免疫球蛋白G、M、A、D、E，可簡寫為IgG、IgM、IgA、IgD、IgE。其中，IgE就是與過敏及寄生蟲感染有關的抗體，它在血清中算是最少的免疫球蛋白。

了解人體免疫球蛋白 IgE 在過敏反應的重要角色後，就不難理解為什麼醫師要藉由抽血檢測患者的總 IgE 含量了（見下表）。如果抽血結果大於正常參考值，那麼就會進一步檢測不同過敏原的專屬鑰匙（專一性抗體 IgE），一旦該專屬鑰匙（專一性抗體 IgE）數據太多，就表示患者對於該過敏原會過敏。舉例來說，如果檢測結果發現你對塵蟎的專一性抗體 IgE 過高，就表示你對塵蟎過敏。（相關檢測，我會在本章後面加以介紹）。除了 IgE 外，IgG 是人體血清中含量最多的抗體，又可分為 IgG1、IgG2、IgG3、IgG4 四種亞型，其中 IgG4 推估與慢性食物不耐症有關，因此本書後面也會再加以說明。

不同年齡的總 IgE（total IgE）參考值

年齡	正常參考值（IU/mL）
一歲以下	<8
一至五歲	<50
六至九歲	<90
十歲以上	<100

小心過敏因子就在你身邊

了解過敏反應的類型和階段後，相信大家都明白，要治療過敏，一定要先排除引發過敏反應的過敏因子。只要能遠離過敏因子，體內免疫細胞受刺激越低，過敏發生的機率也就越低。

下表是我所歸納的常見過敏成因，提供給各位讀者參考。

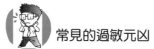

常見的過敏元凶

過敏因子	常見內容
過敏原	包括吸入性的塵蟎（屋塵蟎、粉塵蟎、五爪蟎）、動物毛屑或唾液、蟑螂（德國蟑螂、美國蟑螂）、各種黴菌孢子（盤尼西林黴菌、念珠菌、鏈格菌、煙色麴菌等）、花粉、枯草等。吃進的包括蝦子、螃蟹、蚌殼海鮮、鱈魚、鮭魚、不新鮮海產（含大量致敏組織胺）、牛奶、酪蛋白、起司、乳酪、雞蛋（蛋白或蛋黃）、羊奶、花生、小麥麥麩、大麥、燕麥、裸麥、奇異果、芒果、鳳梨、核桃、杏仁、番茄、柑橘、草莓、玉米、酵母菌、巧克力、酒精、辛辣香料、防腐劑（如苯甲酸鈉、己二烯酸類）、食品螢光增白劑、人工香料、糙米、色素（黃色五號）、反式脂肪等。
重金屬	包括鎳、汞、鉛、鎘等，尤其是皮膚接觸造成的接觸性皮膚炎。
感染	呼吸道病毒感染，或是黴漿菌感染，會加重氣喘發生，後者我也碰過跟異位性皮膚炎有關。
化學刺激物質	懸浮微粒（$PM_{2.5}$ 和 PM_{10}）、空氣或是食品漂白劑的二氧化硫（SO_2）、氮氧化物（NO and NO_2）、一氧化碳（CO）、臭氧（O_3）、家具中的甲醛等。其他如水中的氯、橡膠、合成纖維衣物、羊毛、衣服染劑、頭髮染劑、洗碗精或清潔劑（尤其含有特殊酵素的生物性洗劑）、化妝品、痠痛貼布（內含辣椒膏）。
昆蟲毒液	如黃蜂、胡蜂（小黃蜂）、虎頭蜂的蜂螫，蚊子叮咬，尤其台灣鋏蠓（小黑蚊），隱翅蟲造成之皮膚炎等。
藥物	如盤尼西林、四環素、磺胺類抗生素、消炎止痛藥（Naproxen, Diclofenac, 阿斯匹靈）、口服避孕藥、精神科用藥（Barbiturates）、Metronidazole 等。
物理因素	冷、熱、局部壓力、光、震動等。
激烈運動	有人因激烈運動造成呼吸道急速收縮，引發氣喘。
精神心理因素	壓力、緊張、失眠、情緒刺激、自律神經失調。

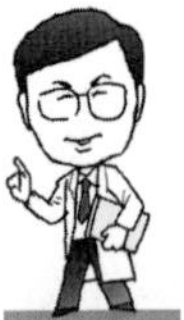

劉醫師小講堂

最可怕的過敏原——塵蟎

如果你有過敏，或是你的家人朋友中有人過敏，那麼請務必一定要注意這個過敏界最可怕的過敏原。牠不但和鼻過敏、氣喘有關，也與異位性皮膚炎、過敏性結膜炎有關。所謂知己知彼，才能戰無不克，以下就是你一定要知道的塵蟎檔案：

❶塵蟎是八隻腳，屬於節肢動物門蜘蛛綱蜱蟎亞綱。

❷台灣常見的塵蟎有十六種之多，其中以屋塵蟎（歐洲蟎）、粉塵蟎（美洲蟎）最多。

❸最適宜的生長環境是在二二至二六℃以及相對濕度七〇至八〇％之下，無怪乎台灣過敏盛行率如此之高。

❹塵蟎是靠人或動物的皮屑、毛髮過活，一個成人一天平均會掉落一至二公克的死皮組織，這足以養活一百萬隻塵蟎了。

❺塵蟎的排泄物、分泌物、卵、屍體碎片上的半胱胺酸水解酶、絲胺酸水解酶等都是致敏物質。

❻灰塵、床單、床墊、枕頭巾、布窗簾、絨毛娃娃、沙發、衣櫥、舊報紙等，都容易累積塵蟎。

●黴菌是真菌的一種，大小不過一至十微米左右，其釋放的孢子隨風飛揚，會造成氣喘或是其他過敏症狀。環境潮濕的地方都易生黴菌，尤其是鏈格菌（Alternaria spp.）更是惡名昭彰，腐木、植物、窗櫺、落葉等都易累積，而且一般人很容易忽略它的存在。

●還有別小看家中橫行的蟑螂，包括身長一．五公分的德國蟑螂以及三至四．五公分的美國蟑螂，蟑螂的屍體、分泌物、排泄物也都有可能是過敏原。

●花粉過敏又稱花粉熱，在美國約三千至四千萬人口深受其擾，台灣花粉熱症患者相對較少。這些樹花粉、草花粉分子小又輕，易隨風傳送，隨著不同季節，有不同的花粉傳播。在台灣，像是狗牙根草、牧草、豬草、鴨茅草、黑麥草、梯牧草、肯塔基藍草、強生草、玉蜀黍、油橄欖樹、豬草、圍牆蕁麻、向日葵、裸穗豬草、三裂葉豬草、假豬草、艾草、德國洋甘菊、梯牧草等，都有可能是過敏原。其實你很難去判別對哪類花粉過敏，只有做好防護措施來預防所有潛在花粉過敏原，才是上上之策。

常見過敏原檢測法大公開

門診時，一位妙齡小姐告訴我，她只要一看到鬼片就會全身起蕁麻疹，害得愛看恐怖片的男友都不敢帶她去看這類電影；而另一位來門診的媽媽只要她拿出冬藏的棉被時，氣喘就一定會發作，所以每次換季，家人就一定要先把棉被拿去曬太陽，因此我們可以知道她應該是對塵蟎過敏。但要真的找出過敏原、對症治療，可不能只憑經驗法則，而是得靠醫生的專業檢測斷定才行。以下是常見的檢測方式，讀者可以參考看看。

過敏原皮膚檢測（Skin Prick Test）

這應該可以說是最早的過敏檢測。早在一八八〇年代，就有醫師為病患進行。簡言之，這是一種體內免疫檢測法（In-vivo Testing），作法是用針將少量的過敏原萃取物刺在患者表皮，或是以〇．〇一至〇．〇二毫升的劑量，注射到患者的皮內組織，刺激肥大細胞，造成局部小紅疹，藉此判斷患者是否對該過敏原產生過敏。這種檢測法雖然操作簡單，但缺點是一針只能測試一種過敏原，所以如果要檢驗十項或是二十項以上過敏原的話，就變得很麻煩，患者恐怕也吃不消。

貼布檢測

醫師將沾有不同過敏原的貼布，貼在患者背部皮膚上，經過四十八小時後，再看看哪些區域發生紅腫癢現象，藉以判斷接觸性皮膚炎的過敏原為何。

抽血檢測

為了用最快速的方式得知人體對哪些過敏原有反應，經過陸續的研究發展，醫學界從一九六七年的放射過敏原吸附試驗（RAST），到一九八八年的 ELISA 免疫分析（MAST 分析、ImmunoCAP 等），到二〇〇〇年後，更發展出過敏原微陣列（Allergen Microarrays）分析法，只需要少量血液，就能偵測出多個過敏原。簡單來說，醫學界目前傾向用抽血的方式，檢測體內是否有任何過敏原專一性抗體 IgE、IgG 或是 IgG4。

舉例來說，如果你抽血發現自己對塵蟎的專一性抗體 IgE 過高，那表示你在吸到、眼睛碰到或是皮膚傷口接觸到塵蟎時，即有可能在數秒或是數分鐘內打噴嚏、流鼻水、鼻子癢、眼睛癢、皮膚癢。或是，你對奇異果的 IgG4 抗體特別高，那表示你可能在吃了奇異果後十二小時至四十八小時，會發生非典型症狀（也就是以下的症狀與此食物敏感之關連不易聯想到），如咳嗽、皮膚癢、嘴巴癢、喘鳴、水腫、頭痛、腹瀉、腹部絞痛等。

常見的過敏原檢測法

	過敏原皮膚檢測	ELISA 免疫分析	過敏原微陣列
可偵測項目	皮膚急性或慢性過敏反應	專一性 IgE、IgG 或是 IgG4	專一性 IgE、IgG 或是 IgG4
健保有給付項目（一般急性過敏原檢測法）	有（現已少做）	6 或 36 項專一性 IgE 過敏原	12～20 項專一性 IgE 過敏原

關於過敏檢測的 Q&A

Q1：我應該找哪科醫師幫我檢測過敏原呢？

A：如果你有過敏困擾，建議你可以找免疫風濕科醫師、耳鼻喉科醫師、小兒科醫師、皮膚科醫師、家庭醫學科醫師等都行。

Q2：何時需要做急性過敏原檢測？

A：只要符合以下任何條件，我建議都應該要做急性專一性 IgE 過敏原檢測。

- 打噴嚏、流鼻水、鼻子癢、眼睛癢、鼻塞、睡眠張口呼吸、黑眼圈的鼻過敏相關症狀。以上只要有兩項或兩項以上，且每週有三天發作，持續一個月以上。
- 喘鳴、呼吸不順、夜間咳嗽、胸口悶等氣喘或呼吸道過敏相關症狀。以上只要有二項或二項以上，且每週有三天發作，持續一個月以上。
- 皮膚紅疹、皮膚癢、蕁麻疹、皮膚易脫屑的異位性皮膚炎或是皮膚過敏相關症狀。以上只要有一項，且症狀持續一個星期以上。
- 腹痛、腹脹、便祕、腹瀉、糞便質地改變的腸躁症症狀。以上只要有二項或二項以上，且每月有四次發作，持續三個月以上。

Q3：何時需要做慢性食物不耐 IgG4 檢測？

A：如果你有以下症狀或是疾病，累計超過5點，且影響生活品質超過一個月就應考慮檢測：

- 知道異位性皮膚炎之急性誘發過敏原後，仍無法控制其症狀。（5點）
- 知道蕁麻疹之急性誘發過敏原後，仍無法控制其症狀。（4點）
- 知道腸躁症之急性誘發過敏原後，仍無法控制其症狀。（3點）
- 知道過敏性鼻炎之急性誘發過敏原後，仍無法控制其症狀。（2點）
- 知道氣喘之急性誘發過敏原後，仍無法控制其症狀。（2點）
- 自體免疫疾病，如類風濕性關節炎、紅斑性狼瘡、乾燥症、硬皮症、僵直性脊椎炎等（每種疾病算2點）

●慢性疲勞（2點）
●偏頭痛（1點）
●復發性中耳炎或是中耳積水（1點）
●眩暈或美尼爾氏症候群（1點）
●鼻涕倒流（1點）
●咽喉發癢（1點）
●第一型糖尿病（1點）
●經常打嗝（1點）
●胃酸食道逆流（1點）
●慢性肌膜炎（1點）
●原因不明關節腫脹、疼痛（1點）
●陰道白帶（1點）
●慢性泌尿系統感染（1點）
●不明原因體重減少（1點）
●不明原因體重增加（1點）
●不明原因全身性水腫（1點）
●注意力不足過動兒（1點）
●煩躁不安（1點）

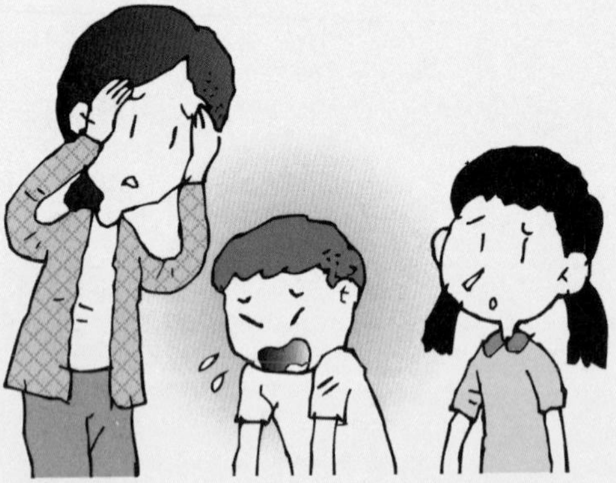

超過一個月以上有偏頭痛、鼻涕倒流或咽喉發癢情形，建議做食物不耐檢測。

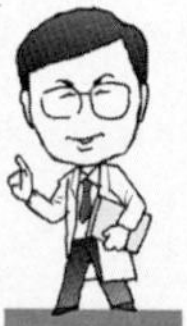

劉醫師小講堂

慢性食物不耐 IgG4 檢測有用嗎？

IgG 或是 IgG4 檢驗是針對慢性遲發性不耐反應所做的檢測法，尤其是食物的不耐測試，它代表的並非是真正的過敏反應，而是一種反覆接觸某些食物後所引起的血清 IgG 抗體或是 IgG4 抗體上升現象。目前許多醫師並不鼓勵此檢驗法，因為其專一性並不高，換句話說，雖然得到了高的數值，但並不一定代表有慢性食物不耐現象。對此，許多自然營養療法的醫師卻非常仰賴此一檢測，因為許多深受慢性過敏疾病折磨的患者，確實可以藉由 IgG 或 IgG4 檢測，發現慢性過敏疾病的源頭。

建議你如果一直被過敏症狀困擾，卻又無法從急性過敏原檢測中得到滿意答案，就可以做慢性食物不耐 IgG4 檢查。如果某項食物專一性 IgG4 過高，可能是體內常接觸這類食物，更可能是本身困擾許久的過敏症狀，如異位性皮膚炎、皮膚過敏、腸道過敏、疲倦、頭痛、鼻過敏、中耳炎、眩暈、過動，甚至是嚴重的自體免疫胰臟炎，都可能是食物不耐所引起，此時可以嘗試食物輪替法以改善症狀。

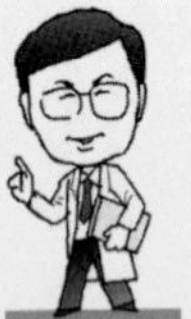

劉醫師小講堂

何謂食物輪替法？

接受食物不耐檢測之後，報告會將檢測之食物不耐情形，分為輕度、中度、重度來表示。食物輪替法的原則是輕度不耐的食物建議一個月不接觸，中度不耐食物二個月不接觸，重度食物不耐三個月不接觸。

例如你對牛奶呈現重度食物不耐時，先停止食用三個月，三個月後，可以逐漸恢復食用，頻率以一週食用一次為原則，並詳實記錄飲食日記。食用三至四週並未出現不適時，可以增加為每週兩次的頻率，不過不建議提高到一週三次，因為這樣慢性過敏復發率會增加。一旦原來過敏症狀又出現時，則又必須停止該食物。國外自然療法醫師更嚴格，建議重度不耐項目應該排除食用一年，中度不耐項目應該排除六個月，低度食物不耐應該排除一個月。我的建議比較寬鬆，因為搭配營養醫學處方療法，應該會加速慢性食物不耐的痊癒。

Q4：檢測就能找到所有過敏原嗎？

A：這是我時常被患者問的問題，可惜我的答案是否定的。因為過敏原檢測所費不貲，尤其是自費食物不耐檢測，花費從四千元到二萬元不等，更何況還有許多來自環境、食物污染等問題，所以建議依照醫師經驗法則檢測以上項目即可。

為何我有那麼多過敏原？——交叉過敏知多少

記得一位國中資優生因過敏性鼻炎合併氣喘，被父親帶來我的門診檢查。經過抽血檢驗後發現，他對塵蟎、牛奶、蟑螂、牧草、蝦子過敏，而蛋白、牛奶、杏仁、花生、蝦子呈現食物不耐。看著檢驗報告，他問：「這些過敏原是不是有共通之處？不然我怎麼有那麼多過敏原？」他果然聰明，因為他的推論是有道理的，而這道理就是——交叉過敏原。

共同性抗原讓你更過敏

所謂交叉過敏原意思是當你對某一種物質過敏，也有可能對另一種物質過敏，簡單說就是某一個物質與另一個物質有相似的共同性抗原。譬如該名學生對塵蟎過敏，同時也對蝦子過敏，有可能是因為在塵蟎二十多種過敏原中的第十號過敏原（Der p 10）結構，和蝦子中的一種過敏原「原肌球蛋白」（Tropomyosin）相似，所以引起IgE交叉過敏反應（第一型過敏反應）。根據醫學研究發現，只有約二〇%的塵蟎過敏患者會對第十號過敏原過敏，超過九成對蝦子過敏的患者是對原肌球蛋白過敏，所以如果你是對塵蟎過敏的話，就有近二〇%的機會會對蝦子過敏。

另外一位遠從加拿大回國的華僑來找我，他說在加拿大有人拿我的第一本著作《疾病，不一定靠藥醫》給他參考，看了之後他如獲至寶。原來他對花粉敏感，尤其是樺樹。每當春夏交接之際，他都不太敢外出，因為這花粉熱（Hay Fever）會讓他嚴重鼻塞、咳嗽，甚至皮膚癢。為了解除花粉熱的困擾，他已長期服用抗組織胺多年。這次回國，他希望可以用營養療法來改善體質。

聽到他對樺樹過敏，我便提醒他除了樺樹以外，有些蔬果的攝取也必須注意，例如蘋果、櫻桃、水蜜桃、奇異果、榛果、紅蘿蔔、芹菜、茴香、香菜、花生、大豆及綠豆等。聽我這麼說，他很訝異，因為從沒有醫師這樣提醒過他。我告訴他，這就是交叉過敏原防不勝防的地方。上述蔬果中含有一種第十號致敏蛋白（PR-10），而此蛋白與包括樺樹等花粉之過敏原 Bet V1 結構類似，所以對樺樹花粉過敏的病人，如果是對其主要成分 Bet V1 過敏，就有可能會對含有第十號致敏蛋白之蔬果過敏。聽完我的解釋，他才恍然大悟，他說難怪有時吃到水蜜桃、奇異果、榛果、芹菜、茴香、花生時會覺得口腔癢癢的，還會咳嗽，皮膚有時也會發癢。

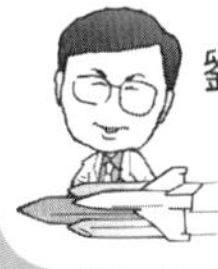

上述情形又叫做口服食物過敏原症候群（Oral Allergy Syndrome, OAS），國外也有學者稱之為「花粉──食物交叉過敏」（Pollen-Food Allergy）。當然台灣罹患花粉熱的比例相較國外少了許多，不過重點是，交叉過敏反應應是所有過敏患者該注意的。

以下是我所整理的常見過敏原與其對應的交叉過敏原，提供給各位讀者參考。

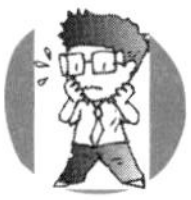

常見的交叉過敏原

過敏原	交叉過敏原
屋塵蟎	粉塵蟎、蝸牛、微角蟎、熱帶無爪蟎、蝦子
粉塵蟎	屋塵蟎、微角蟎、腐食酪蟎、粗足粉蟎、熱帶無爪蟎
熱帶無爪蟎	屋塵蟎、粉塵蟎、害鱗嗜蟎、腐食酪蟎
貓皮毛屑	馬皮毛屑、狗皮毛屑、豬上皮、倉鼠上皮、小鼠上皮、大鼠上皮、天竺鼠上皮
狗皮毛屑	貓皮毛屑

狗牙根草	鴨茅草、黑麥草、梯牧草、肯塔基藍草、強生草、玉蜀黍、油橄欖樹、豬草、圍牆蕁麻、向日葵
德國蟑螂	蛾、亞洲蟑螂、美國蟑螂
煙色麴菌	紫附球菌、新月彎孢菌
青黴菌	青黴菌屬
芽枝黴菌	紫附球菌、新月彎孢菌
交錯黴菌	匐柄黴、新月彎孢菌
豬草	裸穗豬草、三裂葉豬草、假豬草、艾草、德國洋甘菊、梯牧草
蛋白	蛋黃、雞肉、雞蛋
牛奶	牛肉、乳蛋白素、乳球蛋白、酪蛋白、乳酪（乾酪型）、乳酪（黴型）
乳酪	奇異果、香蕉、鱷梨、木瓜
鱈魚	黃鰭鮪、金槍魚、大西洋鯖魚、海鱈
小麥	黑麥、裸麥、大麥、燕麥、玉米、稻米
花生	榛果、巴西胡桃、杏仁、美洲山核桃、腰果、開心果、胡桃
大豆	豌豆、花生、濱豆
蝦子	蟹、龍蝦、淡水鰲蝦
螃蟹	蝦、龍蝦、淡水鰲蝦

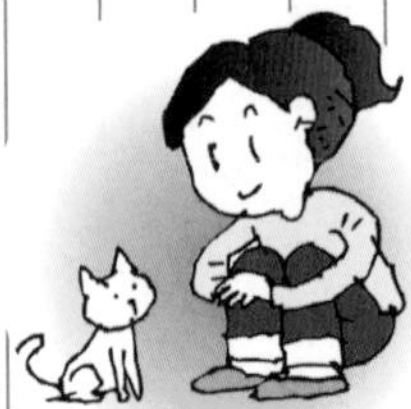

番茄	茄科植物、艾草花粉、小麥、花生、青豆
奇異果	小麥、裸麥、芝麻子、榛果、胡蘿蔔、蘋果、甜瓜、鳳梨、罌粟子、木瓜、乳膠、梯牧草、樺樹、艾草
乳膠	奇異果、香蕉、鱷梨、木瓜、核桃、馬鈴薯、番茄、鳳梨、蘋果、百香果
雞毛屑	長尾鸚鵡羽毛、鸚鵡羽毛、鴿羽毛
鴨毛屑	鵝羽毛、長尾鸚鵡羽毛、雞羽毛、鸚鵡羽毛、鴿羽毛

看了這麼多引發過敏反應的過敏原後，接下來我將從食衣住行等面向，介紹現代生活中常見的過敏原。因為這就是導致現代人過敏如此嚴重的真正原因，想要治療過敏，那麼請睜大眼睛，認識這幾個過敏元凶吧！

吃這個也癢，吃那個也癢——恐怖的食品添加物

十一歲的阿賢因為嚴重異位性皮膚炎看了許多醫生，長期的皮膚癢加上經常脫屑的皮膚疹讓他相當困擾，在學校也顯得內向。心疼他的媽媽陪他來找我，因為他母親看過我的書，因此儘管已在其他醫院進行過急性過敏原 IgE 檢測，但她還是希望我幫阿賢再檢測 IgG4 慢性食物不耐，表示無論花多少錢都要揪出阿賢的過敏兇手。

檢測後發現，阿賢對牛奶、酪蛋白、蛋白、螃蟹、蝦子、杏仁皆呈現重度食物不耐，但我發現就算已經請阿賢避開重度食物不耐的食物了，但他過敏的控制卻沒有改善，一直到我知道他喜歡吃五顏六色糖果後，答案才終於揭曉。媽媽也發現，只要阿賢吃了一些糖果，皮膚就會更癢。有一回，吃了某個路邊攤的飯糰後，阿賢的皮膚炎發作長達兩星期，不得已的情形下，還得吃類固醇才能有效壓抑。阿賢的媽媽說，那個飯糰的蘿蔔乾好像有說不出來的化學味道，不知道是不是那個蘿蔔乾害的。

人工色素易引發氣喘、皮膚炎

其實治療過敏疾病時，我們除了幫患者找過敏原外，也會囑咐患者盡量吃天然、

無加工的食物，因為現在食品的添加物實在太多了。除了幾年前的塑化劑事件外，最近又爆發添加順丁烯二酸的修飾澱粉，以及以人工香精冒稱天然香料的麵包事件，真的讓人直搖頭。我不敢斷定阿賢媽媽所說的蘿蔔乾有無添加物，但是過去的確曾經發現很多蘿蔔乾會添加甲醛防腐、漂白。真正要在意的是，阿賢愛吃的五顏六色糖果全都添加了人工色素，這些人工色素有可能誘發氣喘、皮膚過敏。

最好別碰的七種食品添加物

由於生活型態改變，現代的食品製作也和過去大不相同，廠商們會添加大量的食品添加物，來增加食品的保存、口感、色澤等。這些種類繁多的食品添加物，你可能會想，這要怎麼記？怎麼避？沒錯，如果要你記住超過八百多個添加物，的確強人所難，但站在健康的觀點，我建議至少應該謹記下表所列七種非法的食品添加劑，降低其對身體的危害。

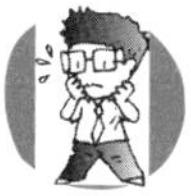

千萬別碰的非法食品添加物

食品添加物	用途	後遺症
二氧化硫	食品漂白、防腐用，不肖廠商會於金針菇、果汁、酸菜、麵食中添加	氣喘、呼吸不順、腹痛、腹瀉、嘔吐

甲醛	做為食品漂白、防腐、蛋白質凝固用，不肖廠商會於火鍋料、牛百葉、牛蹄筋、蜜餞中添加	國際癌症研究機構IARC已將甲醛列為一級致癌物質，與鼻咽癌、鼻竇癌、消化道癌、血癌有關。另外與氣喘、呼吸不順、肝腎功能損傷皆有關
螢光增白劑	用於魚丸、白蘿蔔、魩仔魚、洋菇等的增白效果	會造成皮膚敏感、皮膚過敏的症狀
非法色素	染紅的鹽基性桃紅精（用於紅薑、肉鬆、糖果、蛋糕、醃梅等），染黃的鹽基性介黃（便當中的黃蘿蔔片、糖果、油麵等）	毒性強，會造成眼睛、皮膚刺激、心律不整、頭痛、意識混亂
吊白塊	漂白及防腐作用，用於蓮子、粉絲、金針菇、米粉、蓮藕、洋菇等	含有甲醛及亞硫酸鹽產物，會造成咳嗽、氣喘、眼結膜紅腫、肝腎功能損傷、咽喉水腫等不適
非法人工甘味劑	甜度為蔗糖250倍以上的甘精，一般使用於蜜餞當中	誘發腫瘤產生
硼砂	用來保水、增脆、預防食品氧化而色變，過去常見於蝦米、魚板、魚丸、鹼粽、湯圓、油麵等	皮膚紅疹、腹痛、腹瀉、體重下降、休克，甚至昏迷

除了上述的非法添加物外，常見合法的食品添加物，其中防腐劑、色素、漂白劑容易誘發過敏反應，但是其他食品添加物不見得與過敏無關。主要整理於下表，供讀者參考。

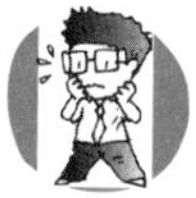

可能引發過敏的合法食品添加物

常見合法添加物	產品	種類
防腐劑	舉凡包裝食品、乳製品、罐裝食品、保健食品、油品都有可能添加	1.苯甲酸類：苯甲酸、苯甲酸鈉、苯甲酸鉀 2.己二烯酸類：己二烯酸、己二烯酸鈉、己二烯酸鉀、己二烯酸鈣 3.丙酸類：丙酸、丙酸鈉、丙酸鈣 4.醋酸：去水醋酸、去水醋酸鈉
色素	只要是有顏色的食品、糖果、餅乾、甜點、糕點、油麵、醃黃蘿蔔、火腿、香腸、飲料、保健食品中都可能添加	食用藍色一號、食用藍色二號、食用綠色三號、食用黃色四號、食用黃色五號、食用紅色六號、食用紅色七號、食用紅色四十號、二氧化鈦、銅葉綠素鈉
漂白劑	蜜餞、脫水蔬菜、澱粉、金針、蝦、冰糖	亞硫酸鈉、亞硫酸鉀、亞硫酸氫鈉、過氧化苯甲醯
膨脹劑	麵包、餅乾、油條、甜甜圈	碳酸氫鈉（小蘇打）、鉀明礬、碳酸銨、碳酸氫銨

保色劑	香腸、火腿、培根、臘肉、魚乾、板鴨	硝酸鈉、硝酸鉀、亞硝酸鈉
乳化劑	冰淇淋、巧克力、果醬、飲料、人造乳酪、口香糖、調味料都可見到	脂肪酸甘油酯、脂肪酸蔗糖酯、脂肪酸山梨醇酐酯、羥丙基纖維素、羥丙基甲基纖維素、乳酸硬脂酸鈉、乳酸硬脂酸鈣
抗氧化劑	乳製品、油品、速食麵、奶油、乳酪都有	維生素C、維生素E、丁基羥基甲苯（BHT）、丁基羥基甲氧苯（BHA）
調味劑	醃漬品、蜜餞、瓜子、飲料、食品調味劑	鮮味劑：麩胺酸鈉（味精，L-麩酸鈉） 甜味劑：阿斯巴甜、D-山梨醇（山梨糖醇） 酸味劑：蘋果酸、酒石酸、乳酸、冰醋酸
黏稠劑	粉圓、湯圓、燒仙草、布丁、果凍可見	阿拉伯膠、關華豆膠、果膠、紅藻膠、羧甲基纖維素鈉、羧甲基纖維素鈣
殺菌劑	豆乾、豆腐、魚丸、魚漿、素雞、肉漿製品	過氧化氫（雙氧水）、氯化石灰、二氧化氯、次氯酸鈉
結著劑	加工肉製品及魚製品可見	多磷酸鈉、焦磷酸鈉、磷酸二氫鈉
香料	麵包、飲料、餅乾等食品	乙酸乙酯（香蕉油）、桂皮醛

其他	溶劑（香料、色素、口香糖、啤酒、餡料等）、營養添加劑（維生素A、D之添加）、食品工業用化學藥品（化學醬油、味精、水果罐頭、麵條等）、品質改良用、釀造用等。	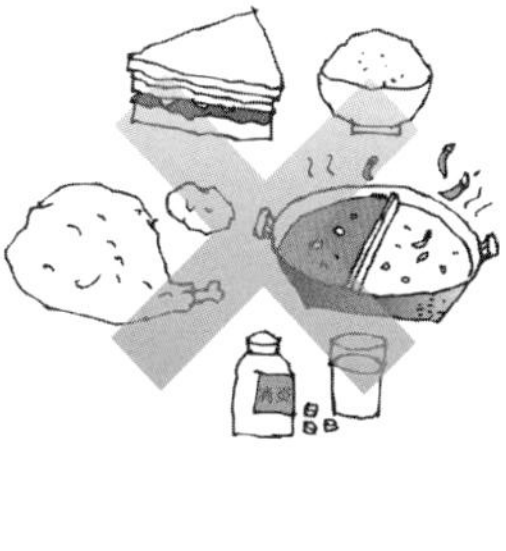

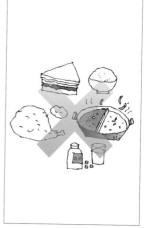

其實看到這裡，我相信大多數讀者可能頭昏了，因為食品添加物目前真的已經到了無所不用其極的程度，我只能勸導大家盡量吃天然、無加工、無農藥殘留的食品，如此方為上策。像二〇一三年十月鬧得滿城風雨的食用油摻銅葉綠素鈉事件，就可以說明了，合法並不代表健康。其實銅葉綠素鈉本來是合法添加色素，在歐美也是合法的添加食用色素，但是油品或是麵食類當中摻入銅葉綠素鈉，未標示出來而且謊稱天然蔬菜或橄欖顏色就稱為詐欺，這也是國人無法忍受的食安事件之一。

最後，阿賢媽媽在經過衛教後，明白了食品添加物的可怕，也有計劃的採取食物輪替法，幫助阿賢避開過敏食物。此外，阿賢也搭配我的營養處方服用，包括天然魚油、機能性益生菌、胺基酸螯合鋅、含有硒之天然綜合維生素、胺基酸蛋白質粉等營養處方。就這樣吃了兩個月後，阿賢的異位性皮膚炎改善了八成以上。

我到底可不可以養寵物?——親愛的寶貝竟是過敏原

五歲的小患者曉萱，被父母親帶到門診來，她因為嚴重的氣喘加上異位性皮膚炎，已經看過許多醫師，但不見好轉。曉萱的父親跟我說，她因為氣喘，加上容易感冒，經常因呼吸困難、咳嗽而住院。至於呼吸蒸氣治療、打點滴、吃藥、支氣管吸入藥物等療法，已經是家常便飯。我看著偏瘦的曉萱，她的皮膚因為嚴重的異位性皮膚炎，而出現手腳發紅乾燥的情形。在了解她的病史與先前的抽血報告後，我知道她對塵蟎、貓毛、狗毛、蟑螂、牛奶、蛋白、蝦子、螃蟹嚴重過敏。而且她的父母親也在其他診所檢驗過食物不耐，結果發現，曉萱對牛奶、小麥、蛋白、蛋黃、蝦子、螃蟹、奇異果、杏仁、鱈魚等食物呈現不耐情形。曉萱母親客氣的說，希望透過我的營養醫學處方來幫她調整體質，因為她已經快對西醫和中醫失望了。

我仔細核對家長對曉萱飲食以及環境減敏所下的功夫後，發現一個嚴重的問題，那就是曉萱很愛貓咪，他們家中有一隻波斯貓，養了三年了。平時曉萱很愛抱這隻貓咪，我告訴她父母親，以曉萱這種體質，實在是不宜養貓。但曉萱媽媽說，養寵物是為了陪伴曉萱，而且她聽說從小讓孩子養貓狗，可以逐步改善過敏體質、增加抵抗力，難道不是嗎？

從小養寵物不見得不過敏

沒錯，包括美國、英國的研究發現，從小就讓孩子接觸一些寵物，長大比較少罹患過敏疾病，但這其實和幼兒免疫系統的發展有關。簡單說，我們體內有一種白血球叫做T細胞，它又分為幫助型T細胞（T Helper Cell）和調節型T細胞。幫助型T細胞又分為Th1和Th2二種，Th1會分泌一些包括IL-1、干擾素γ等細胞激素，與對抗細菌或是病毒感染或是自體免疫有關，Th2會分泌IL-4、IL-13、IL-5、IL-6、IL-10等細胞激素，與過敏疾病或是寄生蟲感染有關。這Th1和Th2是互相拮抗的，胎兒在母體內，因為荷爾蒙的變化，會傾向於Th2反應，而出生後必須接觸一些細菌或是黴菌組成的內毒素，才會增加Th1的反應，降低過敏的Th2反應，因此才有專家建議，讓剛出生嬰兒多接觸舊嬰兒床或是舊家具，因為上面會有些內毒素，如此反而可以訓練小寶貝的免疫系統，走向比較不過敏的Th1。

也有研究顯示，貓咪過敏原可以增加Th1反應，降低過敏之Th2反應，因此才有醫師建議小朋友「適當」接觸一些貓咪等寵物，反而可以讓寶貝未來「比較」不會過敏。

Th1 和 Th2 變化圖

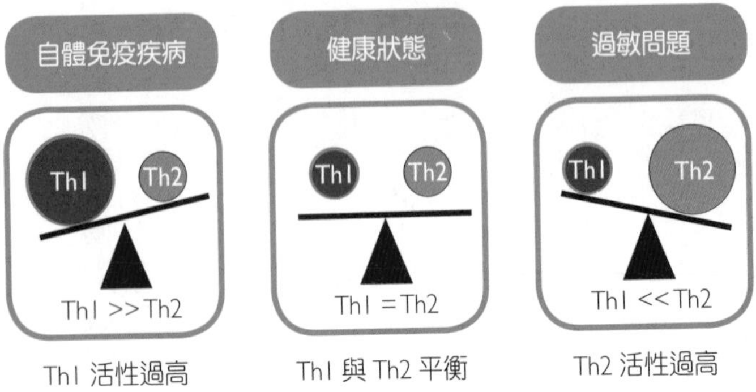

雖然那是新的研究報告，不過站在我的立場，我建議還是先不接觸寵物為上策，所以我希望她父母親應該將貓咪送給別人養。

有毛寵物更易引發過敏

寵物一般分為有毛及無毛寵物，有毛像是狗、貓、鼠、兔子、鳥等，無毛的就像是一般爬蟲類，當然有毛的寵物比較會誘發過敏原反應。如果你是對這些有毛寵物過敏，可能是對牠們的唾液、皮脂腺、肛門腺體、尿液敏感。尤其是貓咪，牠所造成的過敏強度排名第一，其中貓的臉部更是最易導致過敏的區域。研究發現，貓咪的唾液粒子小至〇．五至二．五微米，是超強過敏原，不但會飄在空氣中，也會附著在衣物、地毯、窗簾、寢具，可怕的是即使貓咪送出去，其所遺留的這些過敏物質會存留半年以上，久久不退。如果你是過敏體質又天天抱啊或是親吻貓咪臉部的話，很容易誘發反覆氣喘發作。還有這些寵物的毛皮屑也是塵蟎食物來源，又加上貓狗食物及糞便也是蟑螂喜愛的食物，所以如果飼養這類寵物，環境又不注意的話，呼吸道在貓狗毛、塵蟎、蟑螂的持續刺激之下，其後果可想而知。

不過因為養寵物的確會對飼主有心靈療癒作用，所以也有許多醫師建議養寵物來增加生活樂趣，紓緩壓力。台灣目前養狗人數約三百萬人，養貓人數約三十萬人，如果沒有過敏體質，養寵物當然是沒有問題，但是如果有嚴重過敏疾病者，飼養寵物前必須三思。

這樣做可減少過敏刺激

想要減少寵物對過敏的刺激，建議各位讀者可以參考以下幾點作法：

❶務必使用HEPA（High Efficiency Particulate Air filter）高效能微粒子空氣清淨機，它可以幫助清除家中包括貓、狗、塵蟎等空氣過敏原粒子，但是請務必經常更換濾網。

❷絕對不鋪地毯，地板以木質或是地磚、大理石材質較好，易清潔，不太容易藏污納垢。

❸寵物應養在室外，不要讓寵物進入客廳甚至是臥室，尤其是床鋪上。

❹寵物應該每週洗二次澡，連寵物的襯墊也應一併洗淨，重點是請不會過敏的人來幫忙洗。

❺吸塵器的使用並無法完全解決寵物過敏，而且在使用時揚起的過敏粒子，反而會造成症狀加劇。

❻寢具的清潔方法與塵蟎清理是一樣的，要以六〇℃的熱水來清洗，或是換成防塵蟎的寢具較好。

❼室內經常保持通風。

❽不可在室內吸菸。

最後，曉萱父母親在我的強烈建議下，將貓咪送給別人養了，而曉萱也經歷過頓失寵物的憂傷時期。不過聰明的爸爸在家中擺設了一個小魚缸，養了幾隻孔雀魚，當然我也開了營養醫學處方，包括機能性益生菌、魚油、胺基酸螯合鋅、無防腐劑之綜合維生素、鈣鎂嚼錠、退黑激素等。經過兩個月的調理，爸媽說曉萱簡直是變了一個人，不但沒有再因氣喘掛急診，連口服藥也減少許多，異位性皮膚炎所引起的皮膚癢、睡眠障礙情形，改善七八成以上，直跟我道謝。

新房的臭味夢魘——劣質家具的大傷害

謝小姐是一位虔誠的基督徒，這天來我門診，是因為氣喘、皮膚蕁麻疹以及困擾她許久的過敏性鼻炎。旁邊跟來的女兒也一併掛號，她一邊揉著淚汪汪的眼睛，一邊揉著發癢的鼻子坐在旁邊看著我。經過簡單的問診以及身體理學檢查之後，我也建議她抽血看看過敏原為何。經過檢驗分析之後，我看到這對母女有同樣的情形，塵蟎、蟑螂、黴菌、貓毛、帶殼海鮮、牛奶過敏，而且對蛋白、牛奶、花生、小麥呈現嚴重食物不耐，一滴活血分析也看出有腸漏症的跡象。在看到報告後，我開始做有關過敏營養的衛教，可是謝小姐話鋒突然一轉，談及二年前買的房子就開始掉眼淚，此時護理人員立即趨前拿些面紙給她擦拭。

原來她與先生辛苦存了錢，有天看了一棟大樓，因為價位合理，而且在建商鼓吹下買了一間已經裝潢好的樣品屋。沒想到，搬進去沒多久，身體的夢靨就開始了。所有裝潢的家具，包括電視櫃、衣櫥、隔板等都散發出一股強烈的刺激味。她不但開始流眼淚，還經常咳嗽、呼吸不順、胸悶，而且全身皮膚過敏、也不時出現皮膚炎症狀，甚至晚上無法好好入睡造成失眠，連兩歲的女兒也經常夜咳、感冒。醫生看了許多位，大多是開抗組織胺、止咳化痰藥、支氣管擴張藥、擦皮膚的藥膏、甚至是口服類固醇。她後來知道這房子的簡易裝潢是建商以低價委託裝潢師傅施做，我一猜八九不離十，她的過敏症狀，絕大部分是使用劣質房屋建材惹的禍。

甲醛、黴菌加重氣喘、皮膚炎

一般最常碰到的室內空氣污染源，是含有甲醛樹脂的接合劑。這東西最主要是用在室內裝潢時的合板與隔板黏著接合用，但是產生出來的甲醛等揮發性有機物，不但會刺激皮膚及黏膜，還與鼻咽癌的發生有關。各位讀者可以發現，即使不是新裝潢的家具，只要去家具廠、量販店買到的書桌、衣櫥、椅子、櫥櫃等，有時也會散發出強烈刺鼻味，久久不能散去，這大多數是甲醛惹的禍。問題是這甲醛還會誘發並加重氣喘、皮膚過敏、過敏性結膜炎、過敏性鼻炎等過敏疾病。謝小姐無奈的說，她與建設公司反應卻得不到應有的補償，造成過敏疾病越來越重，即使經過二年，甲醛物質應該也揮發差不多了，但過敏體質依舊不見改善。

為了了解是否還有其他原因，我問房子天花板或輕隔間是否因為潮濕而產生水痕？她問我為何問這問題？我說因為你對黴菌過敏，如果房子易潮濕，加上建商或是裝潢包商為了省錢，用價格便宜一半的氧化鎂板，取代防火、防潮功能較強的矽酸鈣板，結果是容易膨脹變形、積水氣的氧化鎂板，也會容易孳生黴菌，有過敏氣喘、過敏性鼻炎的患者要斷根就更難了。

聽到這，謝小姐恍然大悟，難怪她房間隔板角落只要有黑黑的黴菌長出來，她和女兒就咳嗽不止。台灣濕氣一向非常重，超過八〇％的濕度是非常容易長黴菌的，如果又碰到黑心裝潢公司以氧化鎂板當材料，消費者只好自求多福了。不過在此我也要提醒讀者，其實防火、防潮功能較強的矽酸鈣板，有可能含有石綿，石綿也是一種致癌物，在買屋裝潢時，一定要確認所使用的建材或裝潢材料，不能有石綿成分。

還有就是室內有機揮發物質除了甲醛以外，還有甲苯、二甲苯，這類室內有機揮發性化合物，多發生於裝修、油漆、新傢俱放置及清潔打蠟後，這些都與氣喘等過敏疾病有關。當然政府這幾年也積極推動「綠建材」標章制度，讀者可至內政部建築研究所網頁，查詢合格綠建材廠商。不過在家中也應避免使用含有高揮發性有機物質的用品，如修正液、強力膠、強力去污劑等，才能使所有家人暴露在有機揮發物的程度降至最低。

我建議謝小姐必須找有經驗的設計師為自己的房子做一總體檢，找出問題點，然後徹底改造。當然我也為謝小姐及她女兒調配營養處方，也祝福她能夠因此擺脫過敏困境。

這樣做可減少過敏刺激

以下是高雄大宇空間設計公司負責人劉博宇設計師，針對建築物室內環境品質之良窳常見的問題與改善方法，提供給讀者參考：

❶一氧化碳高濃度易發生在停車場、廚房、客廳等區域，空調與通風設備之定期維修保養均需注意。

❷二氧化碳濃度是病態建築症候群重要指標，常發生於空調密閉室內，務必建立新鮮空氣之導入換氣系統。

❸懸浮微粒粉塵含量高，在台灣，高空污染外部環境已是事實，室內粉塵亦較歐洲高數倍之多，注意老舊3C設備、更新牆壁之壁紙或掉漆。

❹TVOC及甲醛之發生，大多由使用木質建材中黏著劑、染色劑、防腐劑、發泡板材、織品及揮發性漆類等，事務機器、儲藏空間等亦有高濃度之機會，需選擇符合高環境標準（如歐洲、日本）之室內建材及傢俱，但台灣之高濕度易促使木作產生蟲害，須另外注意。

❺直接引發過敏反應的生物氣膠（空氣中懸浮的生物性微粒，如病毒、細菌、黴菌、花粉、孢子等）應多注意，其中的細菌量可由菌落濃度（於三〇±一℃培養四八±二小時後，計數生長於培養基上之細菌菌落數），來推算每立方公尺

空氣中的細菌濃度。舉凡舊大樓具連通垂直管道、外牆潮濕滲水、室內環境中細菌與真菌、密閉浴廁、空調系統均為生物氣膠發生源，因此通風設計、設備更新與維護、建物適當整修，均有助於改善這種過敏源頭。

❻照度不足與眩光，尤其要注意空間目的與中高齡之使用，因其視力與感光不如年輕者。而螢光燈管與LED高眩光與光譜之光源特性，均有不同層次需注意之潛在風險。照明設計需考量不同使用目的、使用者特徵，空間形式，再決定照明配置、燈具與光源選擇。窗簾形式與材質亦須在遮陽通風與導入晝光間尋求平衡。

❼噪音常被忽略，殊不知高中低音頻對使用者的長期影響。因此就室內外噪音的發生，探討開窗與降低噪音之室內設計即顯得特別重要。隱藏式空調系統出風迴風應選用降低氣動聲音者，另外，雙層窗戶、善用吸音材料，皆可降低室內回音及殘響。

❽都會區隱藏的電磁波有其特殊路徑，建議專人進行室內各空間測試，是否有室外電磁波穿越。另外，室內環境許多設備與電路均有電磁波或微弱電場存在，例如一般人喜歡在床頭邊裝設插頭，殊不知其微弱的電場亦會干擾睡眠品質。空調主機、專用電之廚房設備，於室內設計中要注意避開人們長時間停留的地方及必要性的隔離材料建置。

服飾店員工難以承受的痛——衣服質料的祕密

住在台北的周小姐初次來到營養醫學門診時，雖未開口，但從她紅、乾、脫屑的臉部及頸部皮膚狀況，我就猜到她看診的原因。四處求醫的她已經對中西醫完全失望，慚愧的是我也是西醫，不過因為這是營養醫學門診，而且是朋友介紹，她還是要試一試。

原來五年前開始，不經意的皮膚發癢、紅疹就開始困擾著她。皮膚科醫師說是蕁麻疹，也有說皮膚過敏，也有醫師認為是異位性皮膚炎，免疫風濕科醫師說是免疫失調，中醫師說是肝火旺，問題是情況好好壞壞，現在喉嚨多痰、容易咳嗽的情形也困擾著她，而這些狀況嚴重影響她的工作。就如同大多數的小姐女士對於服飾情有獨鍾，周小姐很歡喜地在一間服飾店上班。但是因為皮膚過敏，又加上皮膚脫落的大量皮屑不時會點落在新成衣上，引起老闆娘不悅，讓她壓力大到睡眠多夢、易醒，連帶憂鬱症都悄悄侵蝕她。

攤開一堆過敏原檢測報告，周小姐說她都已經盡力避免，可是症狀越來越嚴重，我幫她看了一滴活血檢查，發現肝壓力線過高，顯示肝臟解毒力下降，紅血球上沾上許多黑點，這在自然療法醫師判讀上，應該是黴漿菌感染。經抽血檢測，發現她血清中黴漿菌抗體過高，經過一週抗黴漿菌的抗生素療法，她皮膚症狀竟奇蹟似的好了一半，這時她信心大增，跟我聊了許多成衣業的心酸。我突然想到，新衣服及材質其實也會造成敏感性體質的激發，果然周小姐是六年前進入服飾業，逐漸才演變出如此嚴重的皮膚過敏。

人造衣料含化毒很傷身

談到衣服材質，讀者可能必須知道一些有關衣服材質的知識。大致說來，衣服材質可分為棉（Cotton）、木棉（Kapok）、亞麻（Flax）、大麻（Hemp）、苧麻（Ramie）、聚脂纖維（Polyester）、羊毛（Wool）、蠶絲（Silk）、嫘縈（Rayon）、尼龍（Nylon）、皮革（Leather）、萊卡彈性纖維（Lycra）、特多龍（Tetoron）、壓克力纖維（Acrylic）、醋酸纖維（Acetate）、三醋酸纖維（Triacetate）、彈性纖維（Elastic）、玻璃纖維（Glass）、金屬纖維（Metallic）、橡膠纖維（Rubber）、聚乙烯（Polyethylene）、聚丙烯（Polypropylene）以及各種混紡的纖維等。

基本上全棉製衣服雖無彈性，但是涼爽而且柔軟，是比較適合皮膚過敏、異位性皮膚炎這類患者穿著的。也有研究指出，蠶絲材質的衣服因為透氣度較棉質優，吸溼性是全棉製衣料的一．五倍，放溼性則超過二〇％以上，可以減少細菌、黴菌在皮膚上面的孳生繁殖，有醫師推薦異位性體質患者可以試試。

但是周小姐因為每天的工作內容是充滿不同款式新衣服的環境，可能對於一些材質特別敏感，儲藏室內如果累積灰塵、塵蟎，則更雪上加霜。加上有些衣服材質含有高濃度的安定劑壬基酚聚氧乙烯醚（NPE）。依據綠色和平組織調查發現，高達六成三的知名品牌服飾含有NPE，而這種NPE是人類製造出來的化學物質，會分解成壬基酚（NP）。壬基酚不但具有生物累積性（會隨著暴露接觸而在體內肝腎等組織累積），而且會干擾內分泌系統，有可能造成睪丸癌、乳癌、子宮內膜癌等。許多清潔劑中也都充斥這種壬基酚。

因此，環保署也建議，新衣服買回家最好先用環保清潔劑、清水清洗後再穿。根據國外研究發現，新衣服清洗兩次可以減少九九％NPE的殘留，但是問題是這些洗衣後流入水溝的水，一樣會造成大環境水源的污染，造成魚蝦體內也有NPE，遺留給環境相當大的毒害。所以我建議大家還是盡量不要買含有NPE的新衣，以免惹禍上身。當然周小姐的嚴重過敏，是不是每日整理這些不同材質的新成衣，亦或是每日接觸這些含有化學毒物、衣料染劑的後遺症，無法得知。

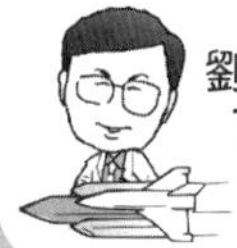

劉醫師 Tips

二〇一三年十一月台中市消保官抽驗二十個學校制服赫然發現，超過七成的制服甲醛以及螢光物都超標。我一再強調，甲醛除了致癌以外，也與呼吸道過敏有關。而螢光物質也不遑多讓，除有致癌疑慮外，也會促進皮膚的過敏反應，尤其已經有過敏體質的小朋友特別要注意。改善方法也是將剛買回來的新衣，務必以清水清洗一至二次再穿上。

乾洗劑揮發物也有後遺症

順便一提，如果你有將襯衫、西裝、羊毛衣、絲質衣物、皮衣、皮革、皮包等送到洗衣店乾洗的習慣，要特別注意乾洗劑的問題。早期台灣曾使用過的「弗素」與「四氯乙烯」洗劑，因為含有劇毒，對於肝、腎、呼吸系統有永久性傷害，目前已不再使用，但仍有極少數乾洗店還使用此乾洗劑，讀者一定要詢問商家，如果屬於此類洗劑，一定要抵制。現在大多數的乾洗業是使用石化工業乾洗油，成分有壬烷、癸烷、乙基苯胺、3－甲基己烷等，長期接觸或是吸入這些乾洗劑揮發物，也會造成胸悶、心律不整、皮膚脫屑過敏、眼結膜紅腫、咽喉異物感、血癌等後遺症，所以能避免應盡量避免。

曾有一位嚴重異位性皮膚炎小朋友，家中就是開乾洗店的，因為治療成效不彰，在我的建議下，父母親毅然決然將乾洗衣店收掉改做其他行業，小朋友嚴重的異位性皮膚炎三個月後好了九成以上。建議如果你將送乾洗衣物領回家中時，需先將防塵外包膜套取下，放置空氣流通處一至二天後，再收納到衣櫃中比較安全。

最後，我給周小姐的營養處方包括機能性益生菌、天然魚油、B群維生素、肝臟排毒配方、硒酵母、胺基酸螯合鋅、琉璃苣油等。周小姐在我的營養處方調整之下，始終都留有一至二成的症狀，當然她已經很滿意了。不過半年後她在我的部落格上留言表示，她在三個月前辭掉了她最愛的服飾工作，結果現在居然皮膚過敏情況好得差不多了，她認為她之所以過敏疾病如此嚴重，應該就是長期接觸各種衣服材質、安定劑、各種染劑所造成。雖然剛辭掉工作時心中充滿不捨，但是畢竟身體健康才是最重要的。

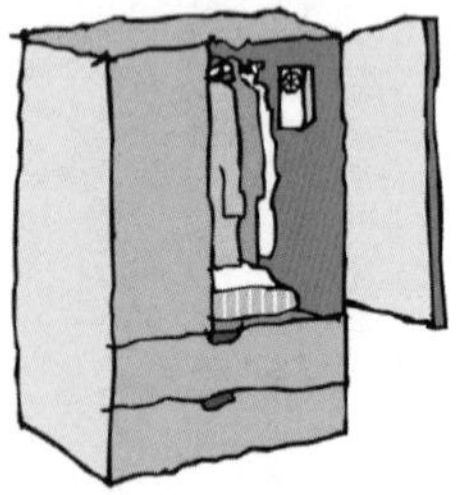

乾洗衣物拿回家中後，建議先放置空氣流通處一至二天，別急著擺進衣櫥裡。

天氣一變就哈啾——預報天氣的氣象鼻

一位七十多歲的榮民伯伯有天到我門診來看病，慈祥和藹的笑容讓人感受到他的好修養，不過他鼻頭上的皮膚充滿偏紅色的微血管紋路，一看就知道應有多年的鼻病。果不其然，老伯伯表示，他從年輕時就有一個困擾，只要一變天，他鼻子就發癢，然後打噴嚏和流鼻水必定接著報到，有一次支援八二三砲戰時，天氣一變，鼻子症狀嚴重到講話講不清，在傳達軍令時，還因為座標報錯被連長修理，所以鼻子過敏這小問題其實是他最麻煩的事了。有趣的是他檢查了許多過敏原檢測，不但總過敏指數 total IgE 是正常的，而且一般的吸入性過敏原像是塵蟎等，都呈陰性，於是經驗法則告訴他，應該就是變天造成他過敏的原因。

醫學上稱這種俗稱氣象鼻的症狀為血管運動性鼻炎（Vasomotor Rhinitis），當大氣中的溫度、濕度、氣壓變化時，鼻腔中的黏膜感受體受到激發，造成副交感神經反應過強，引起白血球肥大細胞內過敏物質組織胺以及發炎激素的迅速釋放，鼻黏膜就發癢，接著水樣鼻涕大量產生，當然黏膜腫脹的結果就是鼻塞、頭痛、缺氧、頭暈，有時因為鼻音過重，連說話清晰度都受到影響，還可能併發鼻竇炎的併發症。可以說，氣象鼻就是鼻子的自律神經失調，造成原因除了剛剛提到的大氣變化，很多患者連喝到熱湯、吃到冷飲、碰到辣椒、聞到香水都會產生症狀，造成社交上的一大困擾。在美國，統計約有二千萬人受此症困擾，台灣少說也有一百多萬氣象鼻患者被這種疾病困擾。

對吸入性過敏原（塵蟎、黴菌、花粉、有毛寵物、蟑螂等）過敏的鼻過敏患者如果又加上氣象鼻的話，那簡直是災難，每日面紙耗用量大不說，鼻頭皮膚容易微血管擴張、發紅，眼瞼水腫、黑眼圈也易伴隨而來，尤其對於愛美人士會造成不小的衝擊。

避吃寒涼食物，但不必矯枉過正

不過老伯伯也告訴我說中醫師認為他是氣虛，應該寒涼性食物少吃。的確，我時常被患者問起食物的寒熱跟過敏的關係，如果依照中醫以及食療專家的看法，食物屬性可以大致分成三種性質，即寒涼性食物、平溫性食物、熱性食物，詳細說明可見左頁的表格。

有些患者吃了某些寒性食物會出現過敏反應，這有可能是食物本身的蛋白質導致過敏，或是你對該食物出現不耐反應，這都算是典型的過敏反應。但對於老祖宗的智慧我們也不能低估，雖然古時候沒有驗血檢驗過敏原這回事，但是以經驗法則歸納出

中醫寒熱屬性食物一覽表

食物屬性	代表食物
寒涼性	西瓜、苦瓜、絲瓜、白菜、梨子、蘿蔔、西洋菜、黃瓜、金針、小黃瓜、小番茄、冬瓜、茄子、菠菜、竹筍、茭白筍、葡萄柚、橘子、柳丁、芒果、芹菜、海帶、椰子、昆布、海藻、紫菜、奇異果、百香果、檸檬、柿子、綠茶、香菇、白木耳、蝦子、螃蟹、蛤蚌、海蜇皮、啤酒等。
平溫性	蘋果、木瓜、香蕉、洋蔥、玉米、紫蘇、黃豆、紅豆、納豆、綠豆、胡椒、花椒、韭菜、麻油、炒花生、牛肉、雞肉、鵝肉、鱸魚、咖啡、巧克力等。
熱性	龍眼、榴槤、荔枝、蔥、生薑、辣椒、大蒜、芝麻、羊肉、鱔魚、烈酒。

來的食物寒熱屬性法，的確可初步提供參考，但也不建議衝動禁止食用所謂的寒涼性食物，以免矯枉過正。

這樣做可減少過敏刺激

我建議如果有血管運動性鼻炎（氣象鼻），或是因為溫濕度變化造成咳嗽喘鳴現象的患者，可依照以下準則來選擇食物：

●**進行急性過敏原以及慢性食物不耐檢測**：如果有急性過敏反應之食物，不管其寒涼溫熱，都應盡量避免。慢性不耐食物，則依照嚴重程度實施食物輪替法則來降低過敏發作次數及頻率。

●**詳做飲食日記**：將每日所吃的食物

做一仔細記錄，包括食用時的溫度狀況，例如有人說吃西瓜會寒，誘發過敏，但是有人吃了不冰的西瓜就沒事，或是吃一片西瓜沒事，吃了三至四片西瓜就流鼻水，那就謹記這原則，少量為宜，如此美食還是可以接觸的。

● **自我測試：**因為寒涼性食物如此之多，讀者可以逐一挑選相關食物做測試，例如有人認為橘子寒涼，過敏體質不宜吃，但是你可以從四分之一顆橘子開始試吃，如果吃到四分之三顆橘子會發生咳嗽、流鼻水、打噴嚏現象，那你就知道下次吃橘子時，不要吃超過二分之一顆，這樣就應該比較放心了。

體質是自己的，醫師無法比患者更了解患者本身，而且食物屬性是普羅法則，不能全套用在自己身上，所以建議讀者用上述原則逐一試試。

迎香穴示意圖

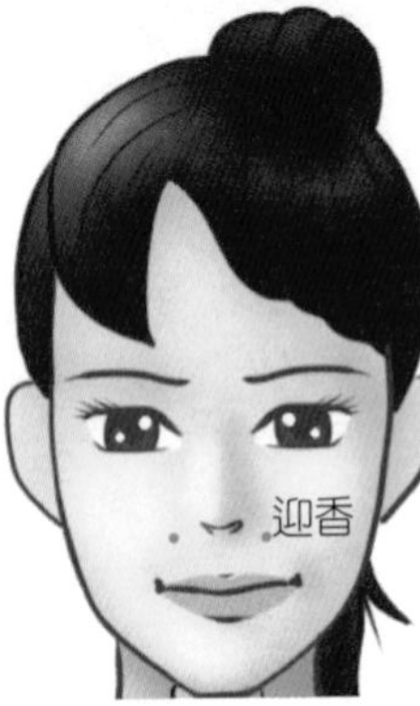

老伯伯聽我解釋後大表贊同，他說很多寒性食物很美味，但因為很多人告訴他氣虛不能食用，造成他喪失掉許多嘗試美食的機會。我建議老伯伯服用機能性益生菌、天然魚油、輔酵素Q_{10}，平時多按摩鼻旁迎香穴位，做做氣功，幾個月後，他的氣象鼻已經不太困擾他，甚感高興。

緊張大師的不速之客——自律神經失調

三十歲的張小姐在一間高科技公司上班，她是少見的資訊工程高材生，碩士畢業後就在這公司擔任軟體工程師，薪資還算優厚。留著長髮、長相清秀的她，因為工作壓力，加上交往八年的男友突然分手，居然慢慢發展成過敏性蕁麻疹體質（這是她推論的），動不動就起疹子，讓她變成皮膚科醫師的常客。因為發作頻率高，所以必須長期服用抗組織胺艾來錠（Allegra）來控制病情。最近居然嚴重到必須服用類固醇（Prednisolone 一天五毫克）來控制。雖然剛開始效果還不錯，但她自己也知道，長期服用類固醇會有副作用，一個月後她的臉、前胸、後背開始冒痘痘，睡眠也被嚴重干擾，加上胃口特好，晚餐加宵夜已經讓她一個月內增加三公斤。她在門診一邊說、一邊掉淚，的確讓人感受到她的壓力非常大。

張小姐從來都沒有過敏的困擾，做過過敏原檢測後也發現，她並無特殊過敏原，但是對牛奶和乳製品有嚴重不耐情形。另外我幫她抽血檢測了甲狀腺、自體免疫抗體ANA以及類風濕因子RF都呈現陰性，於是，我開始判斷，她的過敏反應其實是長期壓力所導致的自律神經失調。因為一些類似自律神經失調的症狀，包括心悸、頭昏、手腳冰冷、注意力不集中、提不起勁、便祕、多夢、失眠等，都在她身上發生了。

自律神經失衡全身都出毛病

一般自律神經分為交感神經以及副交感神經，這兩套神經系統巧妙掌控我們所有的生理反應，而且是互相拮抗的：

●**交感神經功能：**心跳加快、血壓上升、瞳孔放大、腸胃蠕動減緩、皮膚出汗增加、唾液減少、支氣管平滑肌放鬆、腎臟減少尿液產生、膀胱放鬆等。

●**副交感神經：**心跳減慢、血壓降低、瞳孔縮小、胃酸分泌增加、腸胃蠕動增加、支氣管平滑肌收縮、腎臟增加尿液產生、膀胱收縮等。

正因為這兩大系統是不同的，因此任何一方太強、太旺盛都對身體不好，最好能達到平衡狀態，一旦出現失衡現象，就叫作自律神經失調。由於自律神經遍布全身，因此一旦系統失調，影響層面相當大，左頁的表格為自律神經所影響的各大系統。

我在第二本書《營養醫學抗癌奇蹟》中曾提過壓力與癌症的關係，也提供讀者紓壓的方法。不管你是否罹患疾病，都應該了解適合自己的紓壓方式，無論是旅遊、學習樂器、繪畫、書法、藝術欣賞、聽音樂、打球、冥想、瑜伽、氣功、宗教活動等都

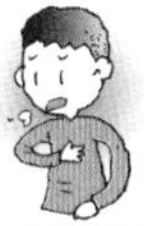

自律神經失調身心症狀

影響系統	症狀
內分泌系統	影響甲狀腺、腎上腺、腦下垂體、下視丘、松果體等機能失衡，造成易怒、情緒沮喪、疲倦、失眠、水腫、肥胖、小便失禁等症狀。
免疫系統	影響各種白血球，包括自然殺手細胞、Th1 和 Th2 細胞、殺手細胞、巨噬細胞的彼此網絡紊亂，各種過敏疾病、自體免疫疾病、癌症逐漸產生。
心血管系統	刺激心臟、血管，造成高血壓、心絞痛、心律不整，甚至中風的可能。
消化系統	影響臟器包括胃、小腸、大腸、肝、胰臟、膽囊，造成便祕、腹瀉、腸躁症、消化不良、腹絞痛等。
生殖泌尿系統	包括卵巢、睪丸、膀胱、尿道括約肌，於是經期不順、經痛、不孕症、精子活動降低、尿失禁、排尿不順等。

行，每個人適合的紓壓方式均不同，讀者可以找出適合自己的紓壓法門。不過，在此，我建議讀者一定要學會這項立即且能迅速緩解壓力的紓壓法——腹式呼吸法。

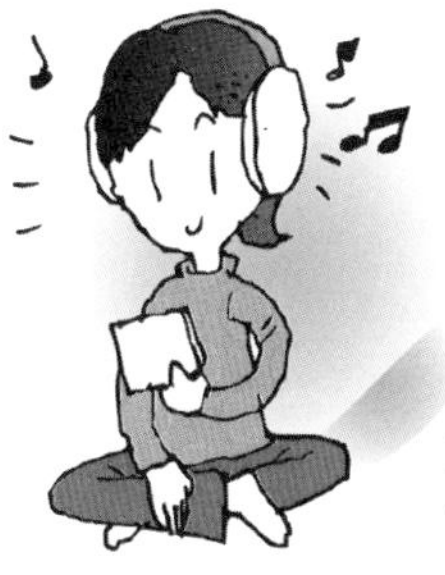

聆聽喜歡的音樂，
可以讓人身心舒暢。

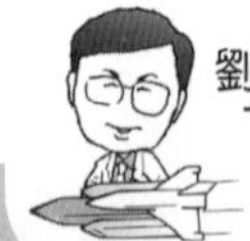

劉醫師 Tips

簡易腹式呼吸紓壓法

呼吸，每個人都會，但重點是需將分隔胸腔及腹腔的橫膈膜向下拉，以增加胸腔吸氣容積，如此可以促進副交感神經功能以及降低交感神經興奮，讓心跳血壓下降，促進腦中的腦內啡產生。

在這裡，我特別教各位讀者「簡易腹式呼吸紓壓法」，作法是將一手放在胸腔，另一手放在腹部肚臍上，當進行腹式呼吸時，在緩慢一吸一呼之間，將意念放至肚臍下丹田處，腹腔前移應超過胸腔前移的距離，對緩解當下的壓力相當有用。

在與張小姐分析她身體狀況後，我建議她一定要遠離緊張、高壓的環境，並且培養優質睡眠，飲食上禁絕任何乳製品六個月，並建議每日補充機能性益生菌、天然魚油、鈣、鎂、維生素D_3、酯化維生素C、白藜蘆醇以及B群維生素。

三個月後回診，映入眼簾的張小姐簡直判若二人。原來她回去後跟公司討論，取得公司的同意及諒解，先留職停薪，然後去日本自助旅遊一個月。說也奇怪，在日本放鬆旅遊時，她皮膚過敏的情況完全改善。各位讀者，你的壓力大嗎？趕緊想法子解除吧，千萬不要壓抑太久，以免造成自律神經失調。

中耳炎、偏頭痛來作怪——原來是過敏惹的禍

一九九四年美國醫師塔拉蘇理（Talal Nsouli）發表的一篇論文引起我的注意，他研究發現，罹患小兒中耳炎以及中耳積水的小朋友中，九〇％都有不同程度的食物過敏或是食物不耐症，其中最常見的大宗過敏物質是牛奶中的酪蛋白，其次為大豆、小麥、雞蛋，當這些患者在生活中移除了這些飲食後，中耳炎合併積水的現象就消失了。可惜後來並沒有大規模的研究繼續來證明中耳炎合併中耳積水與食物過敏或是食物不耐的關係。

我相信許多家長都有因為小朋友耳朵痛、發燒，而掛門診、甚至急診的經驗。尤其是明明已經進行了好幾個月的藥物治療了，但孩子中耳積水的情形仍反反覆覆，甚至連聽力都受到影響。一般說來，如果抗生素治療遲遲沒有得到好的效果，最後醫師的法寶就是進行全身麻醉，然後請耳鼻喉科醫師在孩子的耳膜上打個小洞，然後放上通氣小管，改善中耳積水的情形。不過這有個風險，那就是通氣小管一旦掉出來，不但中耳積水的情形會復發，耳膜也有極小的機率會發生感染或是萎縮穿孔的併發症。

反覆中耳炎要驗過敏原

小朋友之所以容易發生中耳炎，是因為連接中耳腔以及鼻腔的耳咽管較短，而且較水平，所以發病的比例比較高。根據我自己在二〇一三年一到六月的研究發現，這些慢性中耳炎併中耳積水的小朋友，的確比無中耳炎的小朋友有更高的食物過敏機會，特別是針對牛奶、酪蛋白、雞蛋白、奇異果、小麥等比例特高。門診的患者在經過兩個月的過敏食物篩除後，往往就能降低中耳炎發生機率，研判原因應該是過敏或是食物不耐，造成鼻腔、鼻竇、鼻咽、乃至耳咽管或是中耳腔黏膜腫脹發炎，所以引起中耳通氣不良，進而積水，影響聽力。

五歲的曉華就是在家長同意後參與此研究，結果針對容易不耐的食物採用輪替食用的方式後發現，孩子反覆發作長達半年的中耳積水逐漸復原，原本預計的中耳通氣管手術也不用執行了。曉華媽媽對此結果相當滿意，認為這項研究非常值得，告訴我一定要多多推廣。所以我在這提醒讀者，如果家中有反覆中耳炎的小朋友，不妨請醫師幫他驗一下過敏原以及食物不耐檢測，或許能因此減少吃抗生素以及開刀的機率。

嚴重偏頭痛和酪胺大有關係

偏頭痛跟食物過敏也有關係。二〇一三年義大利的一個團隊研究發現，慢性偏頭痛患者血液中的酪胺（Tyramine）、多巴胺、正腎上腺素都比常人高了許多，而這些物質正是會刺激血管的因子。阿霞是一名四十六歲的女性患者，因為頭痛及頭暈而來就醫一段時間，每次發作時都會疼痛數小時，嚴重時甚至會兩至三天左右，且平均每個月都會發作一至二次，頻繁的時候每週可發作一至兩次。

她說，疼痛的位置就在太陽穴附近，痛得厲害時，她只能用手按住頭部不敢動，因為搖頭的話，疼痛會加劇，且刺眼的光線和太吵的聲音也會使頭痛症狀加劇，發作時常伴有噁心、嘔吐。雖然大部分都只有單邊頭痛，不過偶爾也會出現兩邊一起痛的情形。阿霞常嚴重到要掛急診，變成了急診室的常客。不過，經過神經內科腦波、頸動脈超音波檢查後，醫師跟她說是偏頭痛，卻也查不出原因，只能服藥緩解症狀。目前頭痛的困擾已經嚴重到她有憂鬱傾向，也經常和先生吵架。

經人介紹，阿霞來到我的營養醫學特別門診。在經過一滴活血檢查、詳細問診、食物不耐檢測後，我判斷她可能因食物上的酪蛋白敏感，又加上有些微貧血，才會引起如此嚴重的偏頭痛。我採用一些營養素處方，並告訴她不要吃乳製品（牛奶、乳酪、起司、優酪乳、奶茶、冰淇淋）、柑橘類水果、番茄、紅酒、巧克力、可可等，炒菜千萬不要加味精。因為這些物質都可能有酪胺成分，可能會刺激腦血管，進而誘發偏頭痛。

聽完我的建議，阿霞皺了皺眉頭，因為有許多東西都是她愛吃的，不過為了治療偏頭痛，她也只好忍耐了。此外，我建議她規律服用鈣、鎂、天然魚油、B群維生素以及琉璃苣油、薑黃抗發炎專屬配方，三週後，阿霞開心的跟我說，她頭痛的症狀好了一半，現在的她已幾乎不需服用偏頭痛的藥物。

除此之外，她也接受我的建議，多聽一些心靈放鬆的輕音樂，因為音樂療法也是減輕頭痛一項很好的自然療法。

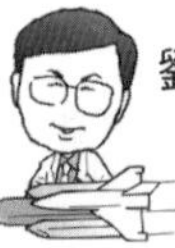

劉醫師 Tips

其實，頭痛的症狀表現非常多，除常見的偏頭痛外，還有緊張型頭痛及叢集性頭痛，這兩種頭痛發作的方式跟頻率都與偏頭痛不相同。

緊張型頭痛是最常見的慢性頭痛，疼痛的感覺像整個頭被綁或被壓得緊緊的。這類型的疼痛，平均每天都會發作，有的人是整天都痛，大部份的人是中午到傍晚特別痛，天氣變冷時疼痛會更厲害，常合併有頸肩僵硬症狀，有時還會有頭暈症狀。

叢集性頭痛發作症狀類似偏頭痛的血管跳動疼痛，但疼痛更劇烈。平均會每年發作一至兩次、每次發作會持續一至兩個月，發作期間幾乎每天都會疼痛。一般患者來說，每年都是固定的時期發作，大部分都是在季節變換的時節。和偏頭痛不同的是，叢集性頭痛大部分好發於二十至四十歲的男性，疼痛部位通常在單邊的眼窩深部。

不論是哪一種頭痛，一定要先排除是否有腦腫瘤、腦炎、腦出血等重大情形，所以不明原因頭痛，先請神經內科醫師判斷之後，再來考慮以鈣、鎂、天然魚油、B群維生素、琉璃苣油、薑黃抗發炎專屬配方等營養素來調整，方為上策。

基改食品少吃為妙——防不勝防的過敏原

一位七歲小女生紫涵如其他過敏的小朋友一樣，因為嚴重異位性皮膚炎合併鼻過敏，經常看小兒科、皮膚科，因此基本上會按照醫師的處方，暫時控制她的過敏症狀。她父母親也聽從醫師建議，讓紫涵吃乳酸菌，症狀並不算嚴重。經過敏原檢測發現，她對塵蟎、牛奶、蛋白、奇異果過敏，因此我建議紫涵不要喝牛奶，最好能用豆漿取代早餐的飲品，因為豆漿也是優質蛋白質的來源，而且大豆內也含有異黃酮等相當好的抗氧化劑。

但奇怪的是，紫涵兩個月後回診，媽媽說紫涵喝豆漿也會過敏，怎麼會這樣呢？我想了想，請紫涵媽媽改以非基因改造豆漿給紫涵喝，包括豆腐、豆乾都要選用非基金改造黃豆製成的，如果是散裝產品無法確定的話，就盡量不要食用。

結果一個月後，紫涵的異位性皮膚炎有了明顯的改善，我想聰明的讀者已經知道我要說的重點了，那就是，基改食物可能成了過敏疾病逐年增加的重要因子。

所謂基因改造食物（Genetically Modified Foods, GMF），是指透過一些基因改良技術，把一段遺傳物質DNA轉移到另一個生物體上，如此產生出來的食品即稱為基因改良食品。大致說來，基改食物其目的是降低農作物的罹病機率、提高農作物產量、加快作物生長速度、增加對環境的抗性、降低生產成本、增加營養成分、或是延長儲存期限等。

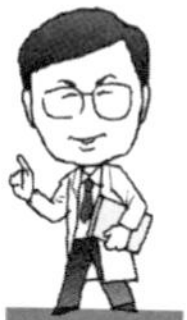

劉醫師小講堂

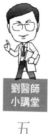

五花八門的基改食物

基因改造食物目前已經成為食品科技中很重要的一環，而且為了不同目的所研發的基改食物，也非常多樣，常見的種類有：

❶ **抗減產型：**利用修改或是轉植基因，來達到正常的作物生產量，像是抗蟲害、耐除草劑、抗逆境等。

❷ **控熟型：**藉由植入或是修改與作物成熟有關的基因，改變作物成熟期的時間，以供應市場不同時期的要求。

❸ **保健型：**將特殊病原體或是毒素蛋白基因植入作物中，然後產生之蛋白產物可做為類似疫苗的作用，也可以將作物中不想要的副產物基因剔除掉，以避免人體不想吸收的物質，譬如研發無咖啡因的茶、咖啡、可可，可以讓對咖啡因敏感的人願意品嘗這類飲品。

❹**營養型：**例如將產生β－胡蘿蔔素的基因植入稻米基因中，而產生的黃金米（Golden Rice）即是一例。

❺**加工型：**研發可從事加工食品的基因改造食品，像是味噌。

❻**增產型：**將與生長有關的特殊基因或是產量有關基因轉植，以利作物產量增加。

❼**新品種：**使用基因重組生技來改善、改良原產作物之品質、風味、色澤、口感等，像是糖分低的金黃小番茄。

從前面章節的介紹中，相信讀者已經了解，過敏之所以會引發，就是因為身體對於某些特殊蛋白質的片段（過敏原）產生免疫反應，而這些新的基改作物可能會有一些原本作物不存在的蛋白質胜肽片段，如果剛好食用的人對這新的胜肽過於敏感，那麼就可能引發過敏反應。目前包括大豆、玉米、番茄、棉花、油菜、馬鈴薯、木瓜、甜菜、南瓜、亞麻、香瓜、小麥、稻米、酵母菌、乳酪、水產、魚、牛、馬、羊等都有基改產品，尤其是大豆，台灣目前九成以上的大豆都是基改大豆，國外這些基改大豆大多是用做畜牧業飼料用，很不幸的是傾銷到台灣來反而是人在食用，因此在食用上不得不慎。

PART

4

中西醫抗敏療法比一比

過敏是不是只能靠吃藥減緩症狀？

還是吃中藥比較不傷身？

或者可以用開刀解決問題呢？

為什麼常聽人說，過敏醫不好，只能控制呢？

其實，那是因為現有的醫療方法各有各的成效，

但卻也都有自身的限制，

才會導致過敏無法根治。

吃藥可以根治過敏嗎？——抗過敏藥物知多少

過敏發作時，醫師的首要工作就是先幫患者緩解症狀，這時候，最方便、有效的方式，就是使用治療過敏的藥物。在診間，我常會碰到患者提出這樣的問題：「醫師，我要吃多久過敏才會好？」「請問醫師，哪種藥效最好？可以斷根嗎？」事實上，過敏藥物的主要目的是紓緩過敏症狀，藥物的差別在於緩解不同的過敏症狀，以及時間的快慢，但仍沒有辦法達到「斷根」的療效。儘管如此，有過敏症狀的讀者，還是應該對常用過敏藥物有所認識。

目前經常使用的過敏藥物，包括抗組織胺、類固醇製劑、白三烯素調節劑、肥大細胞穩定劑、支氣管擴張藥物、抗 IgE 單株抗體、介白素拮抗劑、免疫調節劑等，以下我將分別介紹這些常用藥物的藥效、限制及注意事項。

抗組織胺

所有治療過敏疾病的藥物中，使用最頻繁也最有效的，就是抗組織胺。許多過敏病患都會在家中放一些抗組織胺藥物，以備不時之需。

不論是過敏性鼻炎、氣喘、異位性皮膚炎、蕁麻疹還是過敏性休克，這些過敏疾病的發作，都是因為肥大細胞受到「過敏原」激化，因而釋放出組織胺、白三烯素等物質，一旦組織胺與身體組織內的細胞受體結合，就無可避免引發一連串的過敏反應。

肥大細胞所釋放的組織胺受體有四種（H_1、H_2、H_3、H_4），其中與過敏最相關的以H_1為主，少數是H_2。而目前醫學界所使用的抗組織胺藥物，可以和這些受體接合，產生抗過敏症狀的效果。

抗H_1組織胺分為第一及第二代，第一代抗H_1組織胺因為容易進入中樞神經系統，所以極易引發嗜睡副作用，這些藥物包括安清敏（Periactin）、豐樂敏（Benadryl）、CTM、舒敏錠（Neo vena）、Phenothiazines等。除此之外，第一代抗H_1組織胺還有下列副作用：頭昏、全身無力、嗜睡、解尿困難、腸胃不適、胃口增加。為了大幅降低藥物進入腦中樞所帶來的副作用，於是藥廠進一步研發第二代抗H_1組織胺藥物，包括艾來錠（Allegra）、驅異樂（Xyzal）、停敏錠（Denosin）、鈉寧（Clarityne）、特芬那錠（Terfenadine）、阿斯特米挫（Astemizole）等。但後兩者因有心律不整的副作用，現在已經停用了。不過第二代抗組織胺屬於長效型藥物，一天只能吃一到二粒，而且除了艾來錠、驅異樂是從尿液及糞便中排出，其他是從肝臟代謝。因此要提醒同時還服用抗黴菌藥物、紅黴素或是與肝臟P450代謝系統有關的食品如葡萄柚汁，就必須注意肝功能的變化。

類固醇製劑

一提到類固醇，很多人都會立刻想到它的併發症，例如月亮臉、水牛肩、青春痘、血糖升高、骨質疏鬆、多毛、消化性潰瘍、免疫力下降、血壓升高、青光眼、白內障等，因此在治療過敏上，很多醫師對它是又愛又恨，明知道類固醇是對抗急性過敏的良方，也不敢長期使用。目前，只有過敏性鼻炎以及氣喘治療上，才建議可以長期使用鼻腔類固醇噴劑或是支氣管吸入性類固醇。少數研究發現，長期使用吸入或是噴霧式類固醇會影響小朋友身高發展，並且對於細胞粒腺體功能造成損傷。因此我建議如病情一定要使用類固醇時，應該要多攝取鈣質、維生素D_3、抗氧化劑維生素C或是輔酵素Q_{10}、鋅、益生菌來保護細胞功能。

白三烯素拮抗劑

白三烯素是由體內花生四烯酸所衍生而成的，會造成支氣管平滑肌收縮、黏液分泌增加、微血管通透性增加，進而導致過敏氣喘發作。而白三烯素拮抗劑藥物，如欣流（Singulair, Montelukast）以及雅樂得（Accolade, Zairlukast），可以對抗其作用，降低氣喘症狀。目前在輕度持續性氣喘患者身上，健保可以給付使用，但此藥物對急性過敏發作緩不濟急，大多用來保養和預防。有趣的是，熟知它機轉的營養專家都知道，其實魚油（EPA，DHA）或是亞麻仁籽油（ALA）含有ω－3多元不飽和脂肪酸，也可以拮抗白三烯素，所以過敏患者長期補充魚油或是亞麻仁籽油，也有類似這類藥物緩解過敏症狀的效果。

肥大細胞穩定劑

先前提到，引發過敏的連串反應是因為肥大細胞被過敏原激化所導致，因此，此藥物的主要作用便是降低肥大細胞釋放組織胺的機率。藥物的作用緩和，有Cromolyn以及酮替芬（Ketotifen），前者現已少用，後者兼有抗組織胺作用，因此主要作為抗過敏的輔助用藥。

支氣管擴張藥物

支氣管擴張藥物主要是用在因過敏引發氣管收縮的氣喘病人身上，目前常用的支氣管擴張藥物，可依藥效機轉及作用時間，分成下列幾種：

- **茶鹼（Theophylline, Aminophylline）**：有口服及注射劑型，具支氣管擴張效果，但是容易引起中毒，症狀有噁心、嘔吐、心律不整、抽筋、頭暈，如果合併抗癲癇藥或是抗生素紅黴素使用，更容易引起副作用，使用時必須小心。
- **短效乙二型交感神經興奮劑**：此藥物可刺激氣管黏膜之交感神經接受體，擴張氣管，特別是吸入性製劑效果更好。但因為效果快，患者容易濫用，以致產生耐藥性，結果越用越沒效。副作用為心悸、手抖、失眠等。
- **長效乙二型交感神經興奮劑**：藥效時間超過八到十二小時，而且不易出現耐藥性，治療時多半搭配類固醇製劑，可降低類固醇以及乙二型交感神經興奮劑的使用劑量。睡前使用，可大幅降低夜間氣喘發作，建議中重度氣喘患者使用。
- **抗乙醯膽鹼藥物**：以吸入型態藥物達到抑制氣管副交感神經作用，產生氣管擴張，通常會合併短效乙二型交感神經興奮劑使用。副作用為嗜睡、疲倦、口乾。

抗IgE單株抗體

此藥物由中研院張子文教授所研發，於二〇〇三年美國FDA核准通過，台灣健保則於二〇〇八年核准Omalizumab（Xolair, 樂無喘），可使用於十二歲以上，傳統藥物治療無效的中重度氣喘患者。此藥物主要是經由皮下注射，去拮抗體內過高的IgE，然後降低肥大細胞釋放過敏發炎物質，不過對急性發作的氣喘並無療效。

介白素拮抗劑

此藥物目前還在研發階段，主要方向是希望藉由拮抗IL－4及IL－5二種介白素，來降低IgE和嗜伊紅性白血球的產生。

免疫調節劑

對於極嚴重的異位性皮膚炎患者，醫師可能會採用免疫調節劑來幫患者調控免疫系統，包括必賴克廔（Plaquenil）、滅殺除癌（MTX）等，但必須嚴密監控免疫系統。另外，外用藥如普特皮（Protopic）、醫立妥（Elidel），也是非類固醇免疫調節藥膏，沒有類固醇藥膏的副作用，但是也有報告指出，長期使用恐有導致皮膚癌的疑慮。

上述所介紹的各種藥物，是目前經常使用的過敏藥物，然而，我必須承認，很遺憾，現階段並沒有任何一種藥物，可以讓過敏症斷根。

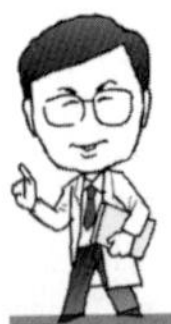

劉醫師小講堂

什麼是減敏療法？

雖然沒有藥物可以讓過敏斷根，但在過去的確有一種療法宣稱可以根除過敏性鼻炎及氣喘，那就是減敏療法（Immunotherapy）。減敏療法，最早是一九一一年一位英國醫生，為了治療對花草過敏的患者，所採用的一種療法。他將容易引發患者過敏的花草過敏原逐量、逐次注射在患者身上，結果這類患者慢慢不再對花草過敏了。因此，減敏療法對歐美國家的民眾來說，是已經使用百年的傳統療法，而非新療法。

我從一九九八年開始為過敏性鼻炎患者注射減敏療法，注射過敏原包括塵蟎、家塵、花粉、念珠菌為主，患者必須先以皮膚試驗確定對此過敏原過敏，然後以極低劑量，每週逐漸增加劑量皮下注射一次，半年後注射間隔拉長至兩週，最後四週注射一次。而且整個療程相當漫長，需要持續二至三年，患者需要相當有毅力才行。

記得在我門診實施減敏療法時，每個晚上約有三十多位罹患過敏性鼻炎或是氣喘的患者前來診治，可謂盛況空前。治療結果也發現，約有七至八成的患者逐漸不太需要繼續服藥。可惜的是，因過敏原提供廠商不再提供製劑，再加上仍有患者偶爾會有氣喘、胸悶的副作用，所以我自己門診已經不再採用此療法了。

開刀可以根治鼻過敏嗎？

由於我自身也是耳鼻喉科專科醫師，因此我有長達二十幾年的經驗，幫許多嚴重鼻病患者進行手術。很多接受手術的患者，大多也都有過敏性鼻炎的困擾，因此他們常問我的一句話就是：「醫生，開刀可以根治過敏性鼻炎嗎？」這其實是一個複雜的問題，因此在回答這個問題前，我想各位讀者應該先認識鼻腔的構造，這可以幫助我們理解手術的功用，以及是否能有效根治鼻過敏。

鼻腔重要構造：鼻中膈、鼻竇、鼻甲

人體的鼻腔中有一個由軟骨及硬骨連接而成的骨板，叫做鼻中膈，把鼻腔分成左右兩側，同時鼻中膈的表面覆有黏膜、神經及血管，此一構造對鼻腔生理及外鼻形狀扮演相當重要的角色。從我們一出生，鼻中膈的軟骨及硬骨就有一定的生長方向，若遇到生長速度不能協調而造成相互擠壓，就會出現彎曲情形，另外外傷，像是車禍、被打或是運動傷害（如籃球碰撞、拳擊、美式足球等），皆有可能造成鼻中膈彎曲。鼻中膈彎曲可能偏右或偏左，也有可能出現S型那種左右皆突出的情形。通常鼻中膈彎曲時，若沒有出現任何不適症，倒是不用特別管它，但若有鼻塞、反覆鼻出血、頭痛、慢性鼻竇炎時，就可以考慮接受鼻中膈矯正手術。

另外我們鼻腔外側壁有三塊突出骨，稱為上、中、下鼻甲，而撐開鼻孔可直視的就是下鼻甲的前端，許多人誤認為是鼻息肉。其實下鼻甲肥厚造成的肥厚性鼻炎跟鼻息肉無關。所謂的鼻息肉是原本不該存在，卻長出的乳白水透樣增生性組織，通常會合併鼻竇炎。

至於鼻竇又是什麼構造呢？「竇」是骨中腔的意思，所以鼻竇指的是顏面骨的空腔，這空腔與我們鼻腔相通，正確來說應該稱為副鼻竇，包含了額竇（位於眉心之上額處）、上頜竇（兩臉頰深處之最大竇）、篩竇（兩眼眶之間）及蝶竇（在篩竇之後的顱底部）。鼻竇有其一定的生理功能，包含協同臉部外型發育、減輕頭

鼻腔的構造

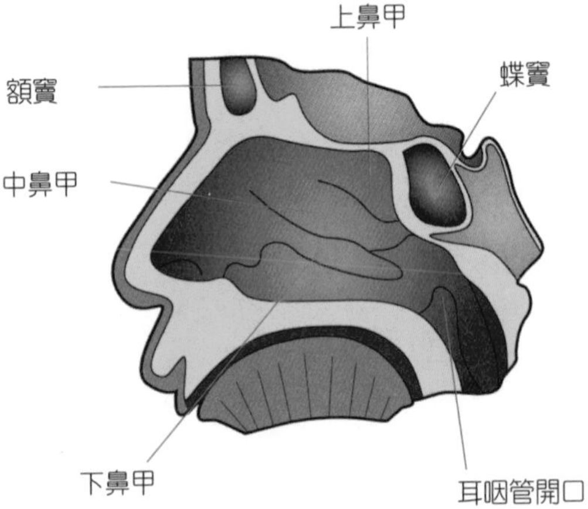

顱重量、幫助說話時產生共鳴、配合鼻腔來調節吸入空氣之溫濕度及過濾空氣等。

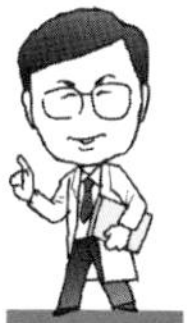

劉醫師小講堂

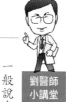

常見的鼻炎種類

一般說來，臨床上可以將鼻炎分成下列幾種：

急性鼻炎：因病毒或細菌感染引發，症狀有鼻塞、鼻灼熱感、流鼻水、黏稠鼻分泌物等，約七至十天會痊癒，通常以抗組織胺治療即可。

過敏性鼻炎：因體質、遺傳等因素，造成易打噴嚏、流鼻水、眼睛癢、鼻子癢、鼻塞等症狀。

血管運動性鼻炎：這種鼻症狀類似過敏性鼻炎，但卻無法抽血檢驗出過敏原，通常是因溫、濕度變化所引發的鼻腔自律神經失調症。

急性及慢性副鼻竇炎：副鼻竇炎之診斷，必須確實看到鼻道有膿鼻涕或經由放射學診斷（鼻竇X光或是電腦斷層）才能確定。三週之內的鼻竇炎稱為急性鼻竇炎，若持續三個月以上，則稱為慢性鼻竇炎，介於三週和三個月長度之間的稱為亞急性鼻竇炎。

慢性肥厚性鼻炎：如果下鼻甲肥厚造成鼻塞，時間長達三個月以上，就稱為慢性肥厚性鼻炎，一般會看有無合併鼻中膈彎曲來決定是否進行手術治療。

其他：如藥物性鼻炎、萎縮性鼻炎、懷孕期鼻炎、鼻息肉症、黴菌性鼻竇炎等。

鼻腔手術：以內視鏡微創手術為主

有鼻炎困擾的讀者想必都知道，鼻子發炎時，真叫人束手無策，整日鼻塞、頭痛、嗅覺功能喪失、鼻涕倒流、嚴重打噴嚏、流鼻水、鼻出血，還會出現睡眠障礙、打呼、及阻塞型睡眠呼吸中止症等。一般說來，治療鼻炎時，醫生會先以藥物為主，如果都沒有改善，而且嚴重干擾患者的話，手術的確是一個必要的選擇。

鼻腔手術通常會採內視鏡微創手術，患者需要進行全身或是局部麻醉，由醫師矯正其鼻中膈，修除部分下鼻甲，打通鼻竇出口，重建鼻竇的通氣及引流，讓患者可以重新呼吸到新鮮空氣，改善睡眠品質。

手術後，醫生會先以凡士林紗條填塞鼻腔內的傷口，通常在移除這些紗條時，患者會相當不舒服，還好現在可以選擇免移除式的鼻內填塞敷料，幾乎不太疼痛。此外，針對肥厚的下鼻甲，也可以選用雷射或是射頻（無線電波）手術，但雷射對鼻中膈彎曲以及鼻竇炎治療無效。

可惜的是，成功的鼻腔手術雖然能讓患者呼吸到新鮮空氣，改善鼻子發炎的症狀困擾，卻無法讓患者徹底和過敏性鼻炎說掰掰。

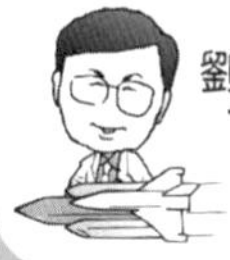

劉醫師 Tips

目前有種手術叫做「翼管神經切斷術」，這種手術的目的是截斷控制鼻黏膜的交感神經，號稱可以讓鼻過敏症狀「完全解除」，少數醫師會在評估患者狀況後幫患者施行。但由於翼管神經同時支配眼球，所以可能會造成眼睛乾澀的後遺症，而且復發率高，因此國內願意幫患者施作此手術的鼻科醫師少之又少，讀者若打算接受此一手術，務必要多打聽及評估。

洗鼻子緩解過敏功效大

如果你經常性鼻過敏發作，同時合併黃鼻涕的話，想要緩解鼻過敏的困擾，倒是可以考慮自己進行鼻沖洗（俗稱洗鼻子）。根據我臨床的發現，鼻沖洗確實可以降低鼻黏膜上的過敏原分子數量，同時減少鼻道的細菌量，降低鼻竇炎的機率。即使是在進行鼻炎或鼻竇炎手術後，仍可以每天二至三次的鼻沖洗頻率來降低復發的機會。以下是自己進行鼻沖洗時的注意事項，提供給各位讀者參考：

❶鼻沖洗液可以自行泡製或是購買廠商已泡製好的洗鼻溶液。

❷若自行泡製，可以用一千C.C.白開水加上九公克無碘食用精鹽，或是六公克無碘食鹽加上二公克烘培用小蘇打粉，或是直接使用生理食鹽水，皆可。

❸因為鼻孔溫度為三〇℃至三二℃，後鼻腔溫度為三五℃，所以洗鼻液溫度以三〇℃至三五℃間為佳，否則容易出現鼻塞等後遺症。

❹鼻沖洗的方法有兩種，一是用手掌舀水，在洗臉槽前將頭往前低下，每次從一個鼻孔吸入沖洗液，再從嘴巴吐出來，或是經由另一鼻孔流出。另一種就是購買適合自己使用的洗鼻器來幫忙沖洗。

❺洗鼻時切記勿太大力，以免造成鼻黏膜破裂出血。

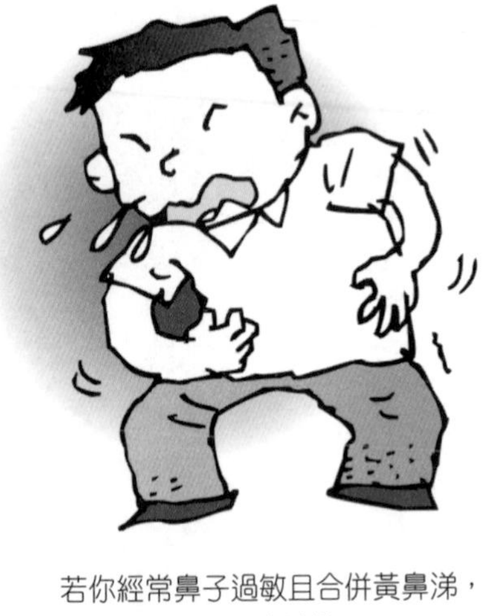

若你經常鼻子過敏且合併黃鼻涕，
可考慮自己進行鼻沖洗。

中醫調理過敏有效嗎？——小心重金屬超標

在台灣，很多過敏患者都有過這樣的念頭：既然西醫無法根治過敏，那麼就借重歷史悠久的中醫療法來調養身體好了。相信不少讀者也都有找中醫抗過敏的經驗。

一般中醫會將過敏體質分為肺氣虛、肺脾氣虛、腎氣虛以及少見的肺熱型。如果是肺氣虛型，可能會使用玉屏風散、合蒼耳子散或是桂枝湯調理，若是肺脾氣虛型，則以補中益氣湯、參苓白朮散來治療，又若是腎氣虛的體質，則輔以金匱腎氣丸來補肺溫腎，少見的肺熱症，則應以辛夷清肺湯來舒清肺氣。

長期服用中藥，小心副作用

不少人認為中藥調理較無副作用，但是中藥也是藥，中醫師也必須了解中草藥的藥物動力學以及代謝機制，才能確保患者長期吃這些中藥不會產生副作用。除了藥物本身的副作用外，重金屬殘留也是長期服用中草藥患者應注意的另一項風險。因為消基會以及行政院衛生署年年檢測中草藥，結果發現每次都會出現鉛、汞、鎘等重金屬污染的中藥報告，因此如果你想以中藥醫治過敏，務必要正視重金屬污染問題。

一位李先生聽了朋友的介紹後，來到我的門診。他因嚴重氣喘加上異位性皮膚炎，已服用了長達十年的中藥。最近他因為變得相當容易疲倦，感到十分困擾，但檢查肝腎功能卻都很正常。於是我幫他做了一滴活血及乾血檢測，結果發現活血中有許許多多的黑色斑塊，這些斑塊顯示他可能有重金屬或者毒素在體內，而且乾血可以看到周邊印記呈現一圈很典型黑色的邊線，暗示他可能有慢性重金屬中毒。

於是我請這位李先生去作自費的頭髮重金屬檢測，結果證明，他頭髮的汞、鉛、砷、鎘等重金屬含量都超量。他簡直不敢相信，長期吃中藥的結果，竟導致他體內累積了如此多的重金屬！

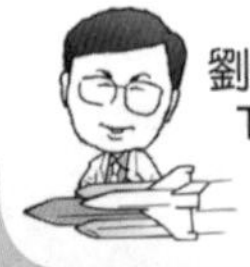

劉醫師 Tips

一般說來，重金屬的檢查方法，有血液檢測、頭髮檢測、尿液檢測三種，三種檢測的目的都不大相同。血液檢測可以看出來最近兩三週內所接觸重金屬污染情況；頭髮檢測可以看出最近三個月左右重金屬累積暴露的情形；尿液檢測則可以看到重金屬排毒療法之後的成效，以及用作激發試驗（Challenge Test），來看是否有特殊的重金屬中毒。

不可不知的重金屬傷害

一般說來，重金屬會在人體的腎臟、腦神經、心血管、骨骼或者內分泌腺沉積，造成這些器官的影響。譬如：

- **鉛**——根據研究，鉛的中毒與兒童智能的降低及貧血有關。
- **砷**——早期造成台灣烏腳病的元兇就是砷，而且和肺癌、肝癌、皮膚癌、膀胱癌都有相關。
- **鎘**——人體如果受到鎘污染，會造成骨骼嚴重的疼痛、骨骼變脆、容易發生骨折情形，就像一九五五年在日本發生的鎘污染事件，造成患者全身骨頭疼痛難耐，號稱「痛痛病」。
- **鋁**——有研究顯示，老年癡呆症患者腦部有鋁過高的現象，而注意力不集中的過動兒，也有鋁污染的病例報告。
- **鎳**——香菸、菸草中有很高的鎳，所以在一些電鍍業相關行業裡面，甚至電腦零件業等等，都有可能造成慢性鎳污染事件。

想解毒可使用螯合療法

其實不管哪一種重金屬中毒，都可以考慮使用「螯合療法」（Chelation Therapy）來治療。譬如鉛中毒的話，可以使用CaEDTA、Na_2EDTA來治療，若是鉛、汞、砷中毒的話，則可以使用DMSA。其他螯合劑還包括BAL、DMPS、DFO以及D-penicillamine等等。如果是重度重金屬中毒患者，我建議可以找專門做重金屬螯合療法的醫師來幫助排毒；但若是輕度污染，則建議使用一些幫助排毒的營養療法來協助即可。

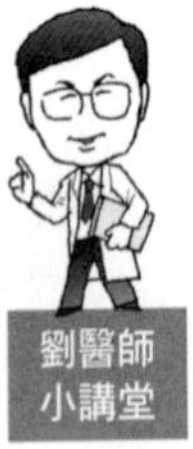

何謂螯合療法？

「螯合」的英文名Chelation，是由希臘文的Chele衍生而來，也就是螃蟹的大螯，而Chelation就如同螃蟹的大螯，可以將目標物牢牢抓住。早在二十世紀初，油漆、橡膠、石油、電鍍、染料產業中，就已知利用螯合技術將不要的重金屬或是礦物結合排掉。舉個讀者容易理解的例子，那就是我們常去大賣場買檸檬酸粉，用來清洗熱水瓶內那層白色鈣化物質，這檸檬酸可抓住鈣化物形成檸檬酸鈣，然後脫落排出，所以檸檬酸就是一種螯合物。螯合療法並不是新研發出來的療法，事實上早在二次世界大戰時，就已經在醫學上有所應用了。當初以EDTA（Ethylene Diamine Tetra-acetic Acid，乙二胺四乙酸）來中和毒氣裏的砷和輻射塵中的金屬離子，慢慢的，心臟科醫師將這種EDTA螯合療法應用於血管硬化中金屬離子的排除，以治療動脈硬化。當然對於體內的重金屬污染，也可以應用此技術來幫助患者排除不需要的重金屬。

排除重金屬的另類選擇

我曾遇到一位從事印刷業的先生，長期為慢性皮膚濕疹所苦，後來經過乾血檢測，高度懷疑是慢性重金屬中毒，因為患者不願意自費去作重金屬檢測，於是我直接以營養素來幫助他排毒，使用的配方包括增加排毒金屬硫蛋白（Metallothionein）的營養處方、B群維生素、乳薊草、機能性益生菌、天然魚油以及其他綜效抗氧化劑。三個月後，困擾他多年的慢性皮膚濕疹竟然好了八至九成，再次作乾血檢測也發現，重金屬反應減少了許多。

事實上，我並不鼓勵所有患者都進行頭髮慢性重金屬檢測，因為花費上萬元不是每位患者都能負擔。但只要乾血檢查發現可能有重金屬反應，而患者又有皮膚炎等慢性疾病，或者有注意力不集中等神經系統的狀況，我都會增加排毒的營養處方加上加強肝臟解毒酵素，並且調升排毒需要的微量元素，包括鋅、硒等等，很多患者的皮膚病也因此大幅改善。

三伏貼真的能治過敏嗎？

多年前某一天，一位謝小姐來門診，陳述了她的過敏史，包括氣喘和蕁麻疹，當然中西醫都看過，還曾經自費讓一位中醫師做了三伏貼治療，她說反正也沒有什麼傷害，不做白不做。可是才貼了一次就引發嚴重皮膚過敏，前胸後背皮膚大片紅腫不說，還半夜掛急診注射類固醇和抗組織胺才緩和下來，嚇得她不敢再嘗試了。話雖如此，相信許多讀者也都有注意到，炎炎暑日一到，中醫診所的三伏貼廣告處處揚立，因此好多被過敏困擾的朋友還是願意一試。

三伏貼治過敏，有藥物原理

所謂三伏日，指的就是初伏日、中伏日以及末伏日，通常在國曆的六到九月間，也就是一年最熱的季節。三伏分別為夏至以後的第三個庚日、第四個庚日和立秋以後的第一個庚日。古籍記載，這三日是一年之中最炙熱的三天，如果在這三天以特殊膏藥貼在背部特殊穴位上，可以降低冬天過敏疾病發作的機率。三伏貼的古籍可追溯到清代張潞的《張氏醫通》，書上說：「諸氣門下，喘。冷哮灸肺俞、膏肓、天突有未有不應。夏月三伏中用白芥子塗法往往獲效。方用白芥子淨末一兩、延胡索一兩，甘遂、細辛各半兩，共為細末入麝香半錢，杵勻，薑汁調塗肺俞、膏肓、百勞等穴，塗後麻冒疼痛，切勿便去，候三柱香足，方可去之。十日後塗一次，如此三次病根去矣！」

因此，三伏貼就是在這三日，以元胡、白芥子、細辛、甘遂、仙茅、麝香各一份，然後將其烘乾研磨成細粉末，再加上薑汁調成中藥小丸子，然後貼在背部的大椎、肺俞、心俞、膈俞、脾俞、定喘、膏肓等穴位上，持續作用六到八小時。三伏貼裡用的白芥子、細辛、甘遂，可以溫肺散寒、平喘止咳、化痰散結、開竅通絡，其中細辛還具有免疫抑制作用，可使有嚴重過敏體質的患者，降低其過敏免疫反應，理論上三伏貼的確能降低過敏發作的機率。此外，這三日穴竅大開，藥物易滲入，不經腸胃來調整免疫系統，可達到冬病夏治的效果。還有一說是因為氣喘、鼻過敏在肺屬金，庚日亦屬金，故選擇庚日。

使用三伏貼應注意的事

事實上，不只是患者，就連醫生們也都很想知道三伏貼到底有沒有辦法徹底治療過敏。根據中國及北醫的研究發現，三伏貼療法適用於老年及兒童，如果能持續治療三到五年以上，氣喘及過敏體質改善率可達八成以上，許多長期被過敏困擾的患者都願意嘗試。然而，就像我一開頭所說的，有些患者還沒享受到三伏貼帶來的效用，就先因藥物刺激而出現嚴重皮膚過敏反應，因此想嘗試三伏貼的患者，應該多評估。以下是使用三伏貼的注意事項，提供給各位讀者參考：

❶中醫的三伏貼治療，仍須輔以內服中藥調理，不是光貼了就好。
❷還是有患者會對所貼之膏藥過敏，因此一遇過敏不要勉強，一定要立刻拿掉，否則會對異位性皮膚體質雪上加霜。
❸夏日型過敏之花粉熱、異位性皮膚炎、蕁麻疹、藥物過敏、食物不耐之慢性過敏效果有限，要接受三伏貼前宜與中醫師多討論。
❹貼藥期間，不要運動、游泳、曬太陽，以免藥布脫落，或是引起感染。
❺兩歲以下幼兒、孕婦、皮膚有傷口、血糖控制不佳患者不建議三伏貼。
❻接受三伏貼時，仍可繼續營養療法。
❼即使接受三伏貼治療，過敏原的掌握仍是非常重要，否則仍是白費苦心，效果不彰。
❽自體免疫疾病，如紅斑性狼瘡、類風濕性關節炎、硬皮症等，接受三伏貼時宜密切追蹤免疫系統。

改善居家環境比特效藥更有用

家是我們安居樂業、休生養息、滿足親情的一個重要基地，每個人在忙碌一整天之後，都希望回到溫暖可愛的家中，但如果家變成過敏製造場所，豈不是傷感情。在本書的PART 2〈讓人頭疼的7大過敏疾病〉我已經跟各位讀者說過，許多吸入性過敏原包括塵蟎、灰塵、有毛寵物、蟑螂、黴菌、花粉是造成過敏性鼻炎、氣喘、異位性皮膚炎和過敏性結膜炎的元凶，這些過敏原非常容易在家中累積，因此想要真的減少就醫次數、降低過敏發作機率，那麼就應該從改善居家環境做起。

在經過抽血檢驗，確定過敏原後，建議家人有過敏症的話，不妨針對過敏原進行居家環境的除敏大作戰。以下是我針對對塵蟎、有毛寵物、蟑螂、黴菌、花粉過敏的讀者分享家中除敏法則，提供給各位讀者參考。

消除塵蟎有撇步

- 地板盡量使用木質或是石材地板。
- 盡量不要有地毯、壁毯、厚窗簾布等容易累積灰塵的厚布料，如果一定要有，必須經常乾洗，因為乾洗是唯一可以完全清除塵蟎的法子。

- 椅子以木質或金屬製為主，沙發以木椅或皮沙發為主，不要有布質沙發墊。
- 每週二至三次以強力吸塵器吸地板，之後再以濕抹布或是纖維抹布二次擦拭。
- 許多吸塵器濾網只能過濾到十微米大小粒子，如此可能邊吸邊從濾網滲出過敏原，所以過濾網一定要選用高效能濾網（High Efficiency Particulate Air filter, HEPA filter），可以過濾到○．三微米大小的粒子，如果是水濾式吸塵器更優。但如果使用高溫蒸氣式吸塵器，可能會造成利於塵蟎的生長環境，因此並不建議。
- 家中溼度如果控制在五五％以下，塵蟎即無法存活，建議可以擺放溫濕度表以監測溼度。換言之，放置除濕機或是具有HEPA濾網的空氣清淨機非常重要。
- 空氣清淨機、吸塵器、空調的濾網一定要定期更換，而且由不會對塵蟎過敏的家人處理。
- 房間寢具，如床套、被套、枕頭套須每週一至二次以六○℃熱水清洗，或是固定一週拿到戶外曝曬太陽，以殺死塵蟎。
- 如經濟條件許可，請將寢具換成防塵蟎寢具，如此可以減少棉被、枕頭、床墊內的塵蟎及其排泄物滲漏出來。
- 寢室不要有絨毛娃娃或是玩偶。

●寵物的毛皮也是塵蟎的溫床，故盡量不要養寵物，或是讓寵物進入臥室。
●家中潮溼的地方，如浴室或是廚房，須經常通風，以降低溼度。
●洗完之衣物應在戶外吊曬。
●有牆壁、地板滲漏水的地方需盡快補漏。
●防塵蟎噴劑效果不會持久，而且有可能使皮膚過敏惡化，故不建議使用。

飼養有毛寵物要小心

建議不要飼養貓狗等有毛寵物，尤其是貓咪，因為再怎樣整理還是會留存過敏原。如一定要飼養，請把握以下原則：

●絕對不要有地毯、壁毯、厚窗簾布等容易累積貓狗毛過敏原的厚布料。
●盡可能將寵物飼養在室外，不讓寵物進入客廳，尤其是寢室更應全面禁止進入。
●每週二至三次以強力吸塵器吸地板，尤其牆角，並持續使用HEPA濾網的空氣清淨機。
●寢具的清潔方式與防塵蟎原則相同。
●每週請不會過敏的家人幫忙寵物洗澡兩次，以適合的洗毛劑來清洗較不會傷到寵物毛皮。

●接觸到寵物的衣物不要穿到臥室內，以免讓過敏原跑到床上。

自製蟑螂餌劑不會刺激過敏

●廚房是蟑螂的大本營，一定要落實廚房清潔，每餐用餐完畢馬上清理菜餚殘渣，廚餘立即密封或是倒掉，連地板都需清潔一次。

●蟑螂最喜愛沿著下水道或排水管進入家中，尤其晚上睡前，應不厭其煩地將廚房、浴室、地板、洗臉盆出水孔蓋住，或是以細濾網隔住。

●小蟑螂最愛躲藏在地板、牆壁之接縫或是空隙，如果發現有空隙，可使用矽膠填補。

●注意許多室外室內的紗窗或是管線出入孔，有破損或是漏孔應立即修補或是加裝細濾網。

●天花板、夾板、雜物間、儲藏間等也應注意蟑螂蹤跡。

●放置滅蟑餌劑於牆角、管道出口。讀者可以嘗試自製滅蟑餌劑，以硼酸一盒混和奶粉一匙、砂糖一匙、洋蔥末二百五十克，搓成小球狀數十顆，放置厚紙板上，風乾後即可使用。不必使用殺蟲噴劑，因其內含之化學刺激氣體不但對環境不友善，而且對於已有氣喘的過敏兒無異雪上加霜。

避免黴菌有妙招

● 溼氣是黴菌生長第一要素，所以除濕機或是空調相當重要，最好控制濕度在五〇%以下。

● 使用HEPA濾網的空氣清淨機，可以幫助過濾空氣中的黴菌孢子。

● 包括窗檽、冰箱橡膠黏接處、浴室隔板、洗臉檯下、冷氣機排水管出口等處，應注意黴菌生長可能，每週以漂白水噴灑以去除黴菌。

● 家中潮溼的地方，如浴室或是廚房，須經常通風，以降低溼度。

● 洗完之衣物應在戶外吊曬。

● 有牆壁、地板滲漏水的地方需盡快補漏。

● 室內不宜種樹或是盆栽，因為樹葉、植栽土壤很容易長黴菌。

● 發霉變質的食物、水果應盡快丟掉，以免表面黴菌孢子滿室飛。

化解花粉危機有一套

● 了解引發自己過敏的花粉為何，然後特別注意避免其花粉飛揚的季節外出。一般常見容易引發過敏的花粉種類及季節為：

⊙**禾本科植物花粉：**五到九月間，如牧草、稻米、甘蔗、大麥、小麥、黑麥、苜蓿芽等。

⊙**樹木花粉：**二到四月間，可能是樺樹、松樹、芭蕉、白楊等，若是十到三月間，則有可能是柏樹花粉。

⊙**草科植物花粉：**八到十月間，如豬草、艾草、台灣牆草等。

- 寵物或是外出衣服可能會沾染大量花粉，應特別注意這類的傳播媒介。
- 使用HEPA濾網的空氣清淨機，可以幫助過濾室內空氣中的花粉。
- 盡量避免早晨五點到十點或是晚間七點到十點外出，家中窗戶也應在這兩個時段關閉，避免室外花粉進入室內。
- 外出運動或娛樂時，如遇到花粉流行季節，應戴口罩以及太陽眼鏡，以避免氣喘、鼻過敏、過敏性結膜炎發作。

也許這些注意事項對部分讀者來說，只是老生常談，但我必須強調，如果真的能確實做到，一定可以降低過敏發作次數以及嚴重程度，同時也會因為就醫次數減少，而降低荷包大失血的機會。

PART 5

抗過敏新選擇——營養醫學的抗過敏奇蹟

到底要如何才能根治過敏呢？
真的只靠營養素的搭配，
就能幫助身體走出過敏困擾嗎？
營養醫學的好處是什麼？
這些營養素的機能又是如何？
為什麼可以治療過敏甚至癌症等疾病呢？
本章節中，劉醫師將為你揭開營養素之謎，
告訴你營養醫學如何創造抗敏奇蹟。

改善腸漏症，抗敏就成功一半

在PART 2「讓人頭疼的7大過敏疾病」一章中，我曾經簡略提過，慢性食物過敏和腸漏症（Leaky Gut Syndrome）有密不可分的關係，而腸漏症又和整個消化道系統有密切關係，因此，要想突破治療過敏的限制，就一定得從消化道的調整與保養開始。

消化道器官各司其職

所謂消化道指的是從口腔到肛門這一段，當食物經過口腔內牙齒咀嚼、唾液腺澱粉酶的初步分解，來到食道然後進入胃。食道與胃的交界稱為賁門，如果我們大吃大喝、壓力過大、刺激食物攝取過多時，就會造成賁門鬆弛，容易出現胃酸食道逆流的現象。當食物經過胃酸及胃內的蛋白酶初步消毒分解二到四小時後，會進入十二指腸。在十二指腸中，膽汁和胰液所帶來的消化酵素，可以更進一步將食物乳化以及分解，並將胃酸初步鹼化，然後慢慢進入小腸，此時一般食物會被分解成胺基酸、單醣、脂肪酸以及維生素、礦物質、水分子，這些營養素會經由不同機制由腸道黏膜細胞或是細胞間隙進入血液中，然後進入肝臟做初步的解毒、包裝、處理。脂肪酸可以經由小淋巴管逕入靜脈系統，剩餘的消化後食糜團塊再送到俗稱大腸的結腸。結腸每日可以吸收一到一．五公升的水分，於是原本的食糜團塊在水分被吸光後，就形成了糞便，再經由肛門排出。

人體消化系統圖

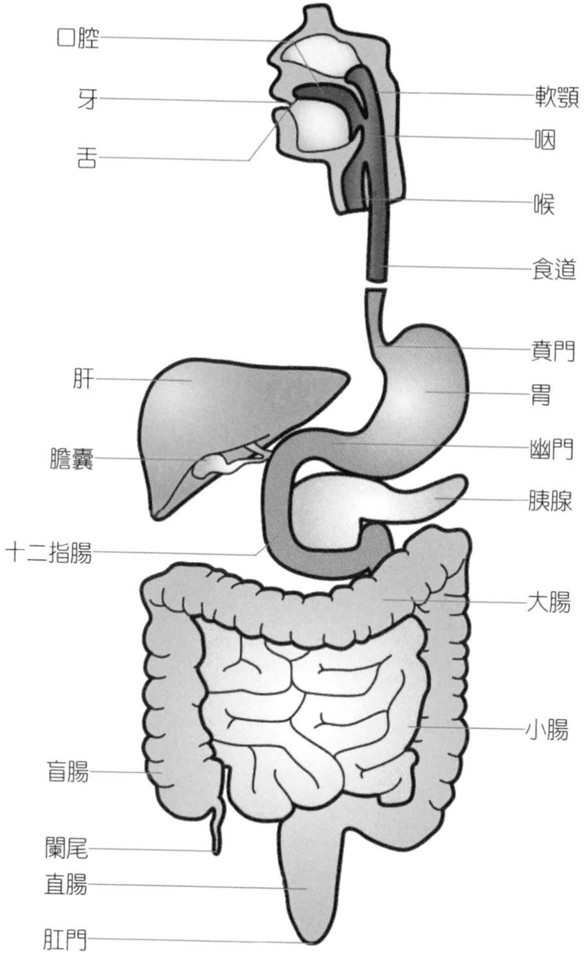

你知道嗎？人體的小腸中幾乎不含菌，可是結腸裡每一公克食糜中，就含有十的十二立方細菌量，乾糞便的三〇％至七〇％也都是細菌，這些細菌主要是厭氧的比菲德氏菌和類桿菌屬，另外有大約一％的嗜氧菌，如腸球菌、大腸桿菌等。這些厭氧菌可以將纖維發酵，產生乙酸、丙酸、丁酸等有益身體的短鏈脂肪酸，然後幫忙製造維生素K、降低膽固醇、提供大腸細胞能量、支持腸道健康等。不過，也會產生甲烷、氫氣、二氧化碳等氣體，並不定時將這些氣體排出肛門，也就是俗稱的放屁。

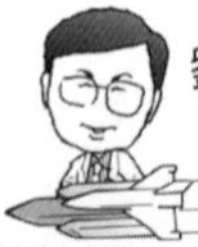

劉醫師 Tips

益生菌中的比菲德氏菌在腸道內並不會產生氣體，所以要改善容易放屁的體質，就必須降低易產氣的食物攝取，也可以多攝食含比菲德氏菌的益生菌粉。

腸漏症引爆免疫大戰

先前提到，食物經分解後的營養素，會經由腸黏膜細胞或是細胞間隙被送到血液中，而腸黏膜就像是人體內的皮膚，具有屏障功能，並分泌具保護性的免疫球蛋白A。

一般說來，在正常情況下，腸黏膜細胞必須緊密接合，還沒消化完全的大分子或是毒素，是無法穿越腸細胞進入血液中的。但若腸黏膜因為諸多因素，造成細胞與細胞間

腸漏症的因果

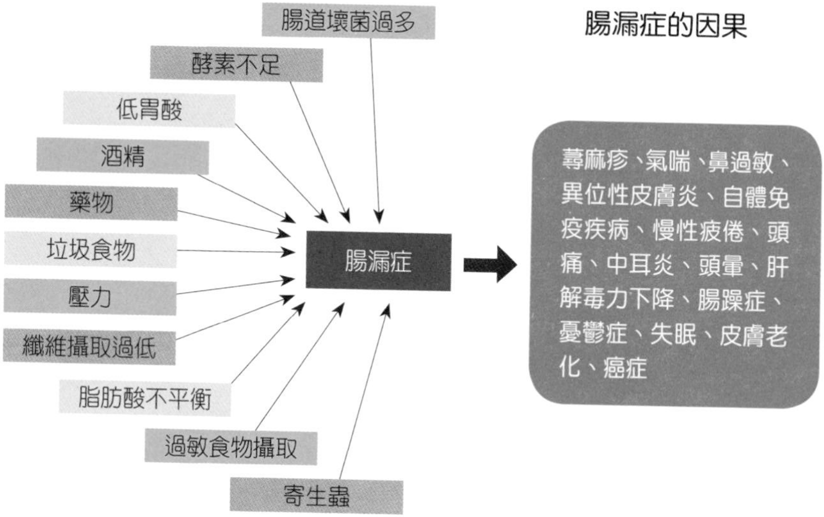

嚴密的保護網弱化，甚至出現空隙，或是滲透壓改變，使得我們吃進身體的食物大分子（尤其是蛋白質類），在沒有消化完全的情形下進入血液或是淋巴液中，這時就會出現所謂的「腸漏症」。

此時身體的免疫系統可能會採取一連串所謂的「保護機制」，進而對該食物分子產生抗體，如 IgE 或是 IgG4 抗體，而這免疫反應可能是急性過敏反應（如蕁麻疹、神經血管水腫、氣喘），或是慢性食物不耐反應（如慢性疲倦、慢性皮膚濕疹、頭痛、關節痠痛、肌膜炎、腸躁症等），更甚者可能產生自體抗體攻擊自己的組織，造成自體免疫疾病（如類風濕性關節炎、紅斑性狼瘡、乾燥症、硬皮症等）。

一般說來，腸黏膜之所以會出現空隙、導致腸漏症的主要原因在於：

●**腸內壞菌過多：**腸內壞菌過多時，會產生許多內毒素，不但會改變腸黏膜通透性，也會透過肝腸循環增加肝臟負擔。

●**過敏食物：**例如牛奶、蛋白、奇異果等，會造成腸黏膜敏感，然後過敏蛋白滲入血液、淋巴液中，引起不同程度的過敏反應。

●**酵素不足：**暴飲暴食，或是本身胰臟功能不足，膽囊切除手術後，或是脂肪肝，都有可能造成酵素不足，食物分解不完全，導致大分子過敏原刺激腸黏膜，導致滲漏。

●**藥物：**長期吃西藥如抗生素、消炎藥、化療藥物或是中草藥，都有可能破壞腸黏膜屏障，導致腸漏。

●**垃圾食物以及低纖維飲食：**精緻或是高油脂、高糖食物，都是破壞腸道菌相的殺手，如果纖維攝取太少（一天不足二十到二十五公克），更會造成短鏈丁酸不足，結果腸細胞能量供應短缺，引起腸漏。

●**低胃酸：**濫用胃藥，導致胃酸酸度不足，不但食物殺菌不夠，易致感染，也會造成腸漏，而且許多營養素吸收也因此降低，如鈣、鐵、維生素C等。

●**脂肪酸不平衡：**攝取過多反式脂肪，或是ω-3多元不飽和脂肪酸EPA、DH

A太少，造成發炎，引起腸細胞水腫，滲透壓改變，進而腸漏。

- **感染**：包括寄生蟲、念珠菌慢性感染，皆會引起腸漏症。
- **酒精**：破壞腸黏膜完整性，引起腸漏。

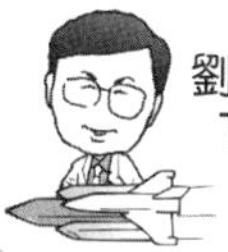

劉醫師 Tips

想知道自己是否有腸漏症，最準確的方法就是進行小腸內視鏡，取黏膜做切片檢查，但這屬於侵入性檢查，比較不建議。另外也可透過尿液，檢測小腸滲透壓，但此一檢測過程繁瑣，收費昂貴，一般醫師也較少執行。我會建議透過抽血檢測IgG4慢性食物不耐，或是以一滴活血檢測，看血液中是否有不明斑塊、細菌存在，來輔助腸漏症之診斷。

改善腸漏症四大攻略

如果你確定自己有腸漏症，想要徹底根絕困擾你的過敏疾病，就一定要掌握以下四大原則，改善腸漏症狀：

攻略一：移除（Remove）

移除過敏以及不耐食物，譬如對牛奶或是乳製品敏感，就應該避免相關乳製品至少兩個月以上。

攻略二：補充（Replace）

補充包括抗發炎脂肪酸、酵素、麩醯胺酸、抗氧化劑、微量元素等對修復腸漏的必需營養補充品。

攻略三：重植（Reinoculate）

補充大量益生菌以及益生原，以降低腸道壞菌，並藉此調整腸道淋巴組織免疫功能。

攻略四：修復（Repair）

持續以低刺激、健康飲食來幫助修復腸道黏膜的健康。

了解腸漏症是透過營養療法對抗過敏疾病的基礎，也能幫助你更容易理解，並使用接下來我針對各過敏疾病所提出的營養處方建議。

改善腸漏症的營養處方——益生菌、酵素、麩醯胺酸

在了解腸漏症幾乎和所有過敏疾病都脫不了干係後，想必各位讀者一定急於知道要如何修補腸漏症，以及有哪些相關的營養處方。基本上，要修補並改善腸漏，一定要補充益生菌、益菌原、酵素、麩醯胺酸等營養素。

益生菌（Probiotics）

世界衛生組織及聯合國農糧署（WHO／FAO）將益生菌定義為「活的微生物，用量充足時，對宿主可以產生健康效益」。許多傳統的發酵食品都含有益生菌，像是優酪乳、優格、味噌、泡菜等。目前做出的食品級益生菌有錠劑、粉劑、膠囊。益生菌包括多種菌屬種，如嗜酸乳酸桿菌（*Lactobacillus acidophilus*，A菌）、雙叉乳酸桿菌（*Bifidobacterium bifidum*，B菌）、龍根菌（*Bifidobacterium longum*）、保加利亞乳酸桿菌（*Lactobacillus bulgaricus*）、嗜熱鏈球菌（*Streptococcus thermophilus*）、*Lactobacillus johnsonii*、*Lactobacillus paracasei*、*Lactobacillus casei*、*Bifidobacterium lactis*、*Saccharomyces boulardii* 等等。

過敏調節機轉：

1. 益生菌是一種活的菌，攝取益生菌最直接的效應為增加腸道內好菌數目，減少致病壞菌數。

保健功效：

1. 預防並改善兒童異位性皮膚炎以及濕疹。
2. 改善過敏性鼻炎症狀。
3. 治療腹瀉，特別是腸病毒感染。

2.益生菌可以調節腸黏膜淋巴組織，降低與過敏有關的Th2細胞所分泌的IL－4、IL－13、IL－5、IL－6、IL－10等細胞激素。 3.修補腸漏，降低腸內過敏蛋白滲入血液及淋巴液中的機會，進而降低全身性過敏反應。 4.降低腸內毒素滲漏進腸肝血液循環中，降低肝臟解毒負擔。	4.治療大腸激躁症。 5.縮短困難梭狀桿菌（*Clostridium Difficile*）導致大腸炎的病程。 6.改善腸漏症。 7.降低膀胱癌復發機率。 8.降低婦女泌尿生殖系統感染。 9.降低胃幽門螺旋桿菌感染，減少胃癌的發生（A菌可分泌天然抗生素Acidolin及Lactocidin）。 10.調整腹腔淋巴結（GALT）內的免疫反應，降低大腸直腸癌發生機率。
如何吃： 每天一〇〇～五〇〇億隻活菌數（Colony Forming Unit, CFU）。	**如何買：** 1.建議以乾燥粉狀活菌或是膠囊補充。 2.選購能通過胃酸以及膽汁測試，並能在腸道黏膜上附著，才能達到免疫調節效果。 3.益生菌中應添加菊糖（Inulin）或果寡糖這類「益菌原」或是「益菌生」（Prebiotics），可以幫助益生菌的生長，提供更全方位的腸道保健。每日應攝取二〇～二五公克纖維質，以促進益生菌生長。

小叮嚀：

1. 如果對乳製品嚴重過敏，優酪乳及優格還是應先避免，建議以益生菌補充為優。
2. 益生菌不耐熱，購買後應放置冰箱冷藏。

酵素（Enzyme）

酵素本身也是一種蛋白質，我常稱它為「食物的剪刀手」，能幫助消化食物的蛋白質、脂肪、碳水化合物。降低胃、胰臟、肝臟、腸道負擔。

過敏調節機轉：

1. 將食物分子分解至最小單位，如胺基酸、小胜肽、脂肪酸、單醣、雙醣。尤其許多過敏原是蛋白質分子，因此酵素可以將它分解成較無過敏的小胜肽或是胺基酸，降低致敏機會。
2. 降低過敏物質對腸道刺激，減低腸黏膜滲透壓，修補腸漏，降低腸內過敏蛋白滲入血液及淋巴液中的機會，進而降低全身性過敏反應。
3. 降低腸內毒素滲漏進腸肝血液循環中，降低肝臟解毒負擔。

保健功效：

幫助腸道消化食物及吸收營養，並減輕肝臟及胰臟之負擔。

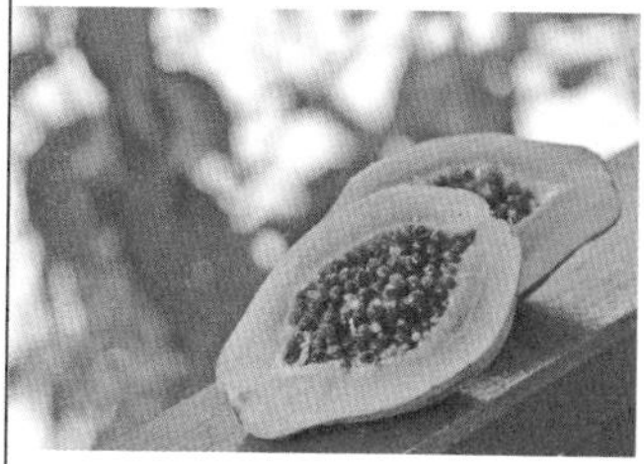

如何吃：

餐前五分鐘或餐後服用一～二粒。

如何買：

1.以不含防腐劑的錠劑來補充。

2.應包括脂解酵素（Lipase）以及蛋白分解酵素（Protease）。

小叮嚀：

1.動物酵素效果強，但須注意污染問題，植物酵素較溫和，一般是以未成熟的木瓜、鳳梨等水果萃取而來。

2.剛接受消化道手術後，需待排氣正常，進食三天後，才可開始補充。

3.消化道潰瘍患者應諮詢醫師後再使用。

4.許多號稱減重產品含有幫助減重的酵素，事實上酵素並無法幫助減重。

左旋麩醯胺酸（L-Glutamine）

麩醯胺酸是身體肌肉含量最豐富的胺基酸，在各個組織及器官之間扮演著氮元素的運輸者，也是小腸細胞、免疫淋巴球及巨噬細胞主要的能量來源。在正常情況下，人體可以自行合成麩醯胺酸，以提供細胞在製造DNA、RNA時所需要的氮元素，幫助細胞合成以及修復，進而協助體內各種受損組織的合成以及補救；因此在正常情況之下，左旋麩醯胺酸屬於「非必需胺基酸」，但是如果遇到燒燙傷、休克、敗血症、癌症化放療時，左旋麩醯胺酸就需要靠外來補充，此時又變成「條件性必需胺基酸」。

過敏調節機轉：

1. 主要是修復腸道黏膜細胞障壁的損害及空隙，改善腸漏症。
2. 降低致敏蛋白或毒素從腸漏縫隙滲入血液及淋巴液中。
3. 可以降低磷酸脂解酶A_2活性，以降低發炎反應，改善異位性皮膚炎。
4. 調控降低與呼吸道過敏有關的Th2細胞所分泌的IL－6、IL－10等細胞激素。

保健功效：

1. 降低化療、放療的腸道、口腔黏膜破損機率，並加速修復其導致的潰瘍。
2. 增強免疫細胞淋巴球和巨噬細胞功能。
3. 支持燒燙傷患者免疫功能。
4. 大腸克隆氏症以及潰瘍性大腸炎的黏膜修復。
5. 口腔及食道黏膜潰瘍的修復。
6. 維護腸道完整性，改善腸漏症，並降低細菌移轉至血液中所引起之敗血症發生。
7. 避免耐力型運動員的免疫力下降。

如何吃：

每天一～三次，一次四公克。

過敏體質調整腸漏症，不必像癌症患者化放療期間用到三〇～四〇公克的高劑量。

如何買：

左旋型式麩醯胺酸，亦可添加抗發炎甘草萃取物（DGL）以及促進修復的蘆薈多醣體。

小叮嚀：

許多小麥麩質（Gluten）含有麩醯胺酸，如果攝取品質不良含有麩質的麩醯胺酸，反而有導致過敏的機會。

好油也是減敏大功臣——魚油、琉璃苣油或月見草油

二〇一三年九月，因為食用油風波讓大家開始在意油品的好壞，事實上，選對好的食用油，不單是為了身體健康，如果想要對抗過敏，更不可輕忽每日都要用到的油。

為什麼我會說油和抗過敏也有關係呢？想要了解這層關係，就一定要知道油脂在人體所扮演的角色：

- **能量供給：**每公克油脂可以提供九大卡熱量，比蛋白質以及醣類的四大卡超過許多。提供的油脂型式是三酸甘油酯（Triglycerides），而身體脂肪酸提供了六〇％人體所需的熱量，可以保護體內蛋白質的耗損。
- **能量儲藏：**脂肪細胞可以儲存八〇％的油脂。
- **隔絕與保護作用：**保護五臟六腑不受到過度震盪。
- **提供必需脂肪酸：**所謂必需脂肪酸是指人體無法製造、卻又是生理運作所必須的，包括了ω（Omega）－6的亞麻油酸（Linoleic Acid, LA）以及ω－3的次亞麻油酸（α-Linolenic Acid, ALA）和魚油中的EPA及DHA。
- **運送脂溶性維生素：**脂溶性維生素包括維生素A、D、E、K，油脂協助將這

些維生素從腸道內送至小腸細胞中。

●**形成構造以及生理調節作用：**像是磷脂質是細胞膜成分，也是血液中脂蛋白的重要成分，膽固醇也是細胞膜的重要成分，可形成維生素D、腎上腺及性腺的固醇類激素，也可以形成膽鹽。

●**提供飽足感：**減肥患者如果食物中完全沒有油脂，反而容易減重失敗。

●**形成食物特有風味。**

各類脂肪酸功能差異大

我們知道油脂在人體扮演許多不同且相當重要的角色，因此不同的油脂具有不同生理調節功能的脂肪酸，這些脂肪酸依化學結構式可分為：

一、**飽和脂肪酸（SFA）：**像是豬油、牛油、椰子油、棕櫚油含量高，但是攝取過多容易增加壞膽固醇，產生動脈硬化。

二、**不飽和脂肪酸：**又可細分為單元不飽和脂肪酸以及多元不飽和脂肪酸。

◆單元不飽和脂肪酸（MUFA）：可以降低壞膽固醇LDL，所以相當重要，知名的地中海型飲食因含高量的MUFA，所以當地有較低的心血管疾病罹患率。天然油中以橄欖油、苦茶油含量較高。

人體中 ω-3 和 ω-6 多元不飽和脂肪酸代謝圖

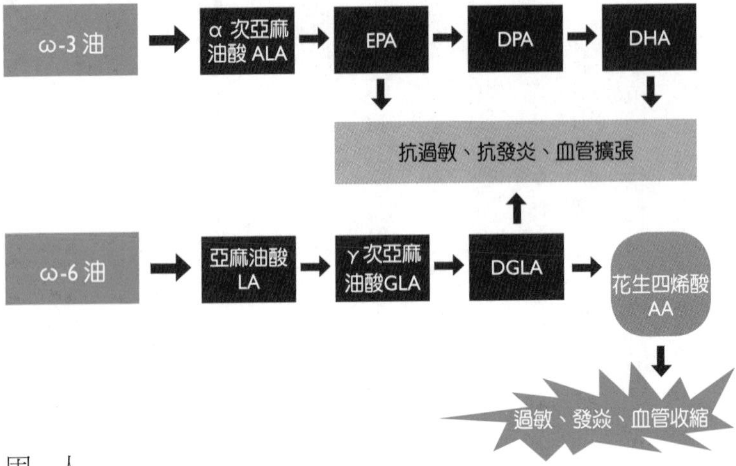

◆多元不飽和脂肪酸（PUFA）：分為ω-3和ω-6多元不飽和脂肪酸。

√ω-3多元不飽和脂肪酸：亞麻仁籽、核果含的次亞麻油酸ALA和魚油中的EPA（二十碳五烯酸）及DHA（二十二碳六烯酸）都算是。

√ω-6多元不飽和脂肪酸：大部分的植物油都含有這類脂肪酸，如葡萄籽油、葵花油、玉米油、大豆油、玉米油、棉籽油等。

●**反式脂肪**：也就是植物氫化油，日本人稱之為死油，會造成動脈硬化、過敏、膽固醇上升、大腸癌等，許多酥油、乳瑪琳、人造奶油裡都含有。

因為不同油脂的脂肪酸都有不同，這些油品中，能有效減敏的就是ω－3多元不飽和脂肪酸。因此如果可以的話，建議在日常飲食中，多攝取含有ω－3多元不飽和脂肪酸的魚油、亞麻仁籽油，和ω－6琉璃苣油以及月見草油。

多元不飽和脂肪酸過敏調節機轉

從上圖中可以得知，ω－3的次亞麻油酸會在人體內逐步轉換成EPA及DHA，然後轉換成具有抗過敏、抗發炎、血管擴張的類荷爾蒙激素（PGE_3、TXA_3、LTB_5）。而ω－6的亞麻油酸會轉換成γ次亞麻油酸GLA，然後變成DGLA，此時一部分會轉成具有抗過敏功能的激素（PGE_3、TXA_3、LTB_5），但是如果量過高，反而會產生過多的花生四烯酸AA，然後促進過敏、發炎、血管收縮的激素（PGE_2、TXA_2、LTB_4）就容易發生。因此在補充ω－6的多元不飽和脂肪酸時，應注意攝取量。

我會建議有過敏體質的讀者，多攝取含ω－3的ALA、EPA、DHA，並斟酌補充一些ω－6的GLA，以對抗發炎及過敏。如果以一般脂肪攝取建議量為一天總熱量的三〇％比率來看，建議是：

飽和脂肪酸：多元不飽和脂肪酸：單元不飽和脂肪酸＝1：1：1

換句話說，如果一天攝取二千大卡來算，一天攝取的油不宜超過六十公克，所以飽和脂肪酸、多元不飽和脂肪酸、單元不飽和脂肪酸約各二十公克為上限。而多元不飽和脂肪酸ω-3和ω-6較佳比例為一比二至一比四，因此ω-3脂肪應該攝取約六至七公克，ω-6應不要超過十五公克。一天ω-3多元不飽和脂肪酸應該可以吃到六至七克，若積極治療過敏疾病，則一顆一千毫克的天然魚油，如果含有五百毫克的EPA加DHA，一天吃到四到八顆也還在安全劑量範圍以內。

雖然亞麻仁籽油ALA會經體內酵素轉換成魚油的EPA及DHA，但因轉換速率慢而且只有約一〇%會轉換成EPA及DHA，所以除非是嚴格素食者，否則我建議還是以補充魚油，能達到比較好的抗過敏效果。

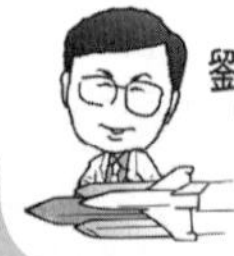

劉醫師 Tips

如果擔心魚油來源不易掌握，想透過魚肉補充ω-3脂肪酸的話，可參考下表，作為食用魚肉量的參考。（以一份蛋白質等於一兩肉，約一個手掌大小為例）

魚種類（35公克）	EPA含量（毫克）	DHA含量（毫克）
鮭魚	312	445
秋刀魚	583	1015
鯖魚	998	1576

如果想以營養補充品的方式來補充多元不飽和脂肪酸的話，可參考以下補充原則及注意事項：

魚油

魚油有分為天然（三酸甘油酯TG型式）及合成（酯化EE型式）二種，這都是合法的魚油。但是依照台灣魚油健康食品規格標準（衛署食字0960406448號），則建議應以三酸甘油酯TG型式為主。而且有文獻指出，腸道對EE型式魚油的吸收率為二〇%以下，而且經過胃酸的作用，會衍生出微量甲醇及乙醇的代謝產物，吃久了反而會影響肝及胰臟代謝以及白血球功能。（Haber PS,1993; Alhomsi K, 2008）

如何吃：

餐前五分鐘或餐後服用。

每天EPA加DHA一〇〇〇～四〇〇〇毫克。

讀者一定要注意濃度換算，例如魚油是一粒一〇〇〇毫克，濃度一〇%的EPA加DHA只有約一百毫克，要吃到一〇〇〇毫克就要吃到十粒魚油，而濃度五五%的魚油EPA加DHA就有五五〇毫克，要吃到一〇〇〇毫克只要吃二粒，所以吃魚油一定要睜大眼睛細看濃度。

如何買：

以不含重金屬（汞、鉛）、戴奧辛、多氯聯苯等污染物的膠囊補充劑型來補充。

小叮嚀：

1. 患有凝血功能不全者，或是服用抗凝血劑阿斯匹靈、保栓通等藥物時，一定要與醫師討論。

2.「魚油」和「魚肝油」是不同的。魚肝油，是從魚的肝臟中提煉出來，主要為維生素A和維生素D，有幫助骨骼生長、預防乾眼症等功效。魚油則是從魚肉的脂肪或魚眼窩中取得。魚肝油不可多吃，因為有可能造成維生素A中毒，造成肝臟病變。

3.吃魚過敏的人不會對魚油過敏。

琉璃苣油

琉璃苣油（Borage Oil）含有豐富的ω-6的γ-次亞麻油酸GLA，人體並不能自行製造GLA，所以GLA也是人體的必需脂肪酸。

過敏調節機轉：

GLA在體內主要功能是合成抗發炎激素（PGE_3、TXA_3、LTB_5），能幫助降低血壓、減少膽固醇及預防血小板的不正常聚集，並調節免疫系統的T細胞。

保健功效：

減輕異位性皮膚炎症狀、抑制氣喘、預防血栓形成及調節體內的女性荷爾蒙代謝等作用。

如何吃：

每天二四〇~四八〇毫克，飯前飯後皆可。

如何買：

建議選擇高濃度，且低溫榨壓而成的產品。

小叮嚀：

正在服用抗凝血劑的人需斟酌使用。

協助「棄」喘最有力——抗氧化劑

為什麼過敏氣喘患者需要補充抗氧化劑呢？在回答這問題前，我想先跟各位讀者解釋一下「自由基」。

我們都知道，世間所有的物質都是由分子構成，分子又由原子組成，原子包含周邊電子以及原子核的質子及中子，正常的情況下，分子周圍是成對的電子，相當穩定，一旦出現不成對的電子時，此分子就稱為自由基（Free radical）。常見的自由基包括氫氧自由基、超氧陰離子、二氧化氫等。人體內適當的自由基可以幫助白血球殺菌，但是過多的自由基就會增加氧化壓力，氧化壓力的來源包括活性氧分子（ROS）以及活性氮分子（RNS），這些造成氧化壓力的活性氧或是活性氮，會與身體內的脂肪、蛋白質以及DNA反應，造成細胞傷害、老化、癌變等，換句話說，許多疾病都與自由基活性氧有關。而過敏疾病，尤其是氣喘患者體內都呈現高度氧化壓力，根據我的研究發現，氣喘患者的氧化壓力指標MDA比一般無過敏者要來的高（Altern Med Revr, 2012）。

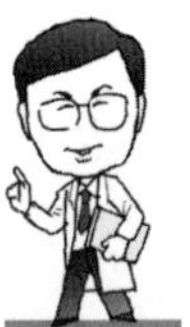

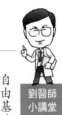

劉醫師小講堂

自由基的氧化壓力

自由基造成的氧化壓力來源主要有下列幾種：

- **感染：**包括病毒、細菌、黴菌等感染。
- **輻射：**任何游離輻射皆會產生大量自由基，誘發氧化壓力，例如日本福島核電廠的輻射外漏，坐飛機於高空中接觸的宇宙射線、手機電磁波等。
- **太陽光：**紫外線也會引起自由基破壞皮膚，引起氧化壓力。
- **空氣污染：**各種工業、汽機車排放之污染氣體，或是室內甲醛、苯等溶劑氣體。
- **吸菸：**不管是一手菸、二手甚至三手菸都會造成大量氧化壓力。
- **藥物：**任何藥物都有可能產生自由基，引發肝、腎等器官氧化壓力。
- **壓力：**過大壓力會增加體內氧化壓力。
- **食物不當處理：**燒烤、油炸、煙燻等烹調方式，都會增加食物蛋白質、油脂、醣類的過多自由基產生，吃下肚會增加身體氧化壓力。
- **睡眠失調：**包括睡眠呼吸中止症、長期失眠等，也會增加氧化壓力。

既然自由基過多會形成氧化壓力，那麼要消弭自由基的最佳良方，就是抗氧化劑了。抗氧化劑可以提供電子給這些不穩定分子來保護組織，免於老化。目前抗氧化劑包括自體產生的麩胱甘肽、SOD、觸酶，以及外來可以補充的，例如維生素C、E、輔酵素Q_{10}、植化素（β-胡蘿蔔素、類黃酮素、白藜蘆醇、葡萄籽、茄紅素）、銀杏等等。我常跟朋友說，人要抗衰老，抗氧化功夫不可少，說白話一點，就是氧化會使人生鏽，如果平時多注意抗氧化，人體老化生鏽的速度就會減緩。

此外，根據氣喘的研究發現，補充抗氧化劑可以降低過敏患者氣管、肺臟內過高的自由基以及氧化壓力，不僅可以改善肺功能、降低氣道阻力、減少氣管黏膜腫脹，連生活品質都可以獲得改善。因此，如果想透過營養療法來改善氣喘，抗氧化劑是絕不可少的重要處方。有關氣喘患者補充抗氧化劑的研究相當多，其中我最推薦的是維生素C、輔酵素Q_{10}以及白藜蘆醇，其他綜合抗氧化劑的營養處方我也會使用。根據我的臨床研究發現，氣喘患者在服用二至三個月的抗氧化處方後，使用吸入性類固醇的頻率就會下降。

以下就是我推薦使用的抗氧化劑的說明及注意事項：

輔酵素Q_{10}（Coenzyme Q_{10}、Ubiquinone、CoQ_{10}）

輔酵素Q_{10}是強力抗氧化劑，可幫助其他抗氧化劑如維生素C、維生素E還原，提高體內全面的抗氧化值。

過敏調節機轉：

輔酵素Q_{10}主要功能是在粒腺體內膜電子鏈上協助電子的傳遞，以產生能量貨幣ATP，因此是身體細胞能量發電廠粒腺體的產能重要輔酵素。

保健功效：

1. 輔酵素Q_{10}本身也是強力抗氧化劑，可以幫助其他抗氧化劑如維生素C、維生素E還原，提高體內全面的抗氧化值。
2. 氣喘患者長期使用吸入性類固醇會逐漸影響細胞能量發電廠粒腺體的功能，因此補充輔酵素Q_{10}可以降低氣喘患者粒腺體的損傷。

如何吃：

每天一〇〇～三〇〇毫克。

如何買：

需內含左旋肉鹼（L-carnitine）、二十八烷醇及維生素B群，才能達到有效吸收利用的效果。

維生素C（Vitamin C）

維生素C是動物體內重要的水溶性維生素，人體無法自行合成產生。

過敏調節機轉：

維生素C可以保護維生素A、還原維生素E，進而預防多元不飽和脂肪酸氧化，減少細胞受到自由基破壞攻擊。

保健功效：

有助於膠原蛋白的合成，同樣對於呼吸道以及敏感性皮膚可以降低氧化壓力。

如何吃：
每天五〇〇～二〇〇〇毫克。

如何買：
添加抗壞血酸鈣或碳酸鈣的維生素C，或是對腸胃較不刺激的酯化維生素C。

小叮嚀：
有泌尿道結石體質者應酌量攝取，並注意每日喝水三〇〇〇C.C.以上。

白藜蘆醇植化素（Resveratrol Phytochemicals）

來自於葡萄、藍莓、桑椹等莓果類中的白藜蘆醇植化素屬於類黃酮類。

過敏調節機轉：
具有抗氧化以及降解PI3K-Akt生化路徑，以調整過敏體質。

保健功效：
具有抗衰老、降低心血管疾病風險、抗病毒、抗癌效果。研究發現，白藜蘆醇植化素具有抑制癌細胞生長、誘導癌細胞凋亡的效果，而且並無任何副作用，是目前抗老防癌的重點保健食品。

如何吃：
每天五〇～五〇〇毫克。

如何買：
萃取自莓果類的粉劑。

小叮嚀：
紅酒中也有此成分，但因含酒精，故過敏患者不宜藉由紅酒補充。

維生素E（Vitamin E）

維生素E包含生育醇（飽和型，Tocopherol）以及生育三烯醇（不飽和型，Tocotrienol），而每一型又因其甲基結構位置不同分為α、β、γ、δ四種，故維生素E總共有八種成分。最具生理活性的是α-生育醇，是一種脂溶性維生素，主要存在於一些植物油中，尤其小麥胚芽油含量相當豐富。

過敏調節機轉：
清除體內自由基，有助防止細胞膜以及核膜多元不飽和脂肪酸及磷脂質被氧化，保護細胞的完整性，降低細胞癌變，保護呼吸道黏膜，降低氣喘患者氣管之損傷。

保健功效：
減少血液中的過氧化脂質，降低罹患心臟疾病的發生率。

如何吃：
每天建議攝取量四〇〇～八〇〇國際單位。

如何買：
以d-α生育醇型式維生素E為最佳。天然維生素E的分子結構為右旋型d-型式，而合成維生素E則為左旋型dl-型式，合成型式維生素E可能是由石化原料中萃取得來的，因此吸收率和活性相較天然型式差許多。

小叮嚀：
重大手術前三天以及後三天應暫停，以避免出血風險。

銀杏（Ginkgo）

銀杏自二億多年前就存在地球，又稱「活化石」，主要含有黃酮類及萜類化合物。	
過敏調節機轉： 內含的植化素可有效清除過氧化物。	**保健功效：** 減少ＤＮＡ的破壞並保護細胞，同時增加血氧及養分的供給。
如何吃： 每天八〇毫克。	**如何買：** 選用品質精良的銀杏萃取物，同時不含單寧酸及酒精為佳。
小叮嚀： 重大手術前一週及後一週應暫停，而服用抗凝血劑者需先諮詢醫療專業人士。	

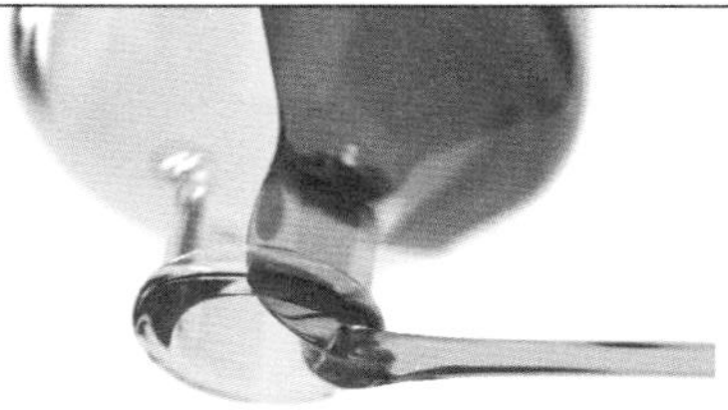

補充蛋白質也能不過敏——蛋白質胺基酸粉

一提到蛋白質，很多過敏患者就會搖頭嘆氣，因為他們大多不是對牛奶過敏就是對蛋過敏。但是，如果因為過敏而避開、減少補充蛋白質，對人體的傷害恐怕更大，因為蛋白質是人體組成相當重要的成分，其主要的功能有：

- **蛋白質組成細胞內及細胞間構造：**包括肌肉的肌動、肌凝蛋白，皮膚、骨骼、牙齒、毛髮、關節中的膠原蛋白，肺臟、動脈中的彈性蛋白等。
- **蛋白質可以調節生化及生理功能：**包括催化各種生化反應的酵素，免疫細胞產生對抗感染的抗體，調節生理反應荷爾蒙的胰島素、甲狀腺素、副甲狀腺素，運送功能的脂蛋白、血紅素，維持血液組織滲透壓的白蛋白，提供負電荷以維持電解質平衡，維持血液酸鹼平衡等。
- **蛋白質也可以提供能量：**它是以生醣、生酮方式提供身體所需熱量。

一般說來，蛋白質是由胺基酸所構成，胺基酸共有二十種，其中身體無法製造而必須靠食物來補充的叫做必需胺基酸，大人有九種，小朋友有十種。另外有幾項胺基酸稱做半必需胺基酸（或稱條件性胺基酸），也就是原本是非必需胺基酸，但是在特殊情形下當身體需要量增加時，就必需依賴食物來源補充，以利身體功能運行，像是之前提到的麩醯胺酸，或是精胺酸、半胱胺酸、酪胺酸都是。因此，為了補充人體的必需胺基酸，我們一定要攝取足夠的蛋白質才行。

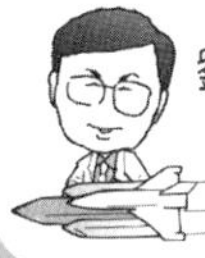

劉醫師 Tips

人體對蛋白質的需求量會隨年齡不同而不同。如果是新生兒，每日每公斤體重應攝取二．四公克，六到十二個月大時則降到一．五公克，一歲以後再降到一．一公克，成人則〇．八至一公克，孕婦則須增加到一．三公克。簡單來說，一般成人體重有幾公斤，每日就應該攝取幾公克的蛋白質。

過敏患者補充蛋白質原則

如果你檢測發現對雞蛋白、牛奶過敏，那禁掉雞蛋、乳製品會不會造成蛋白質攝取不夠，以致於營養不均衡，身材發育受影響呢？這當然是可能的，因此建議過敏患者可依照下列幾個原則來補充蛋白質：

- **注意蛋白質互補原則**：也就是食物蛋白質多樣化攝取原則，例如對雞蛋過敏，可以多吃豬肉、去皮雞肉或是魚肉，以攝取足夠蛋白質。如果吃素但是又對黃豆過敏，則可以攝取毛豆，並多吃五穀雜糧類以補充足夠胺基酸。

●補充酵素以加強蛋白質分解：蛋白質結構從一級到四級結構都有，許多過敏原是某種結構蛋白質構成，如果細嚼慢嚥，再適度補充一些蛋白質分解酵素，就可以將過敏蛋白質拆解成較不過敏的胜肽，雖不能百分百完全讓過敏斷根，但是可以降低體內過敏原的致敏濃度。

●補充蛋白質胺基酸粉：好的蛋白質胺基酸粉可以從牛乳中好的乳清蛋白加上大豆蛋白組成，並且水解成分子較細的胜肽粉末，雖不一定完全不會過敏，但是已經將致敏蛋白結構破壞，可以讓嚴重食物過敏患者補充到應有的胺基酸。

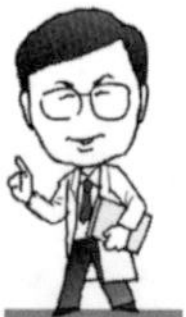

劉醫師小講堂

蛋白質過量也不行

我們人體要正常運作，蛋白質攝取不足當然會出問題，然而現代人普遍有另一個營養問題，那就是蛋白質攝取過多，尤其是動物性蛋白質。由於動物性蛋白質過多會導致含硫胺基酸的代謝增加，讓尿液呈現酸性，體內鈣質大量流失，形成骨質疏鬆的風險。營養學上蛋白質適宜攝取量是以每日能量的一二至一五%較好，例如男性每日攝取二千大卡，則每日最多攝取蛋白質三百大卡，相當七十五公克蛋白質。愛吃肉的朋友經常一不小心每日會攝取到一百公克以上的蛋白質，這樣不但容易造成腎臟負擔，也會引起血液酸化，增加慢性疲勞、癌症的風險。

過敏體質患者仍需要足夠蛋白質，來幫助組織重建、協助造血、增加免疫功能、改善生活品質。一般我建議以去皮雞胸肉、不同小型深海魚肉、五穀類、豆類製品做為蛋白質攝取來源較優。當然，過敏患者要補充蛋白質，除了依照上述的原則外，也可以適當補充些營養素，謹說明如下：

蛋白質胺基酸粉（Protein Powder）

內含乳清蛋白（Whey Protein）和大豆蛋白（Soy Protein）這兩種優質蛋白質，可以提供足夠之胺基酸量。

過敏調節機轉： 乳清蛋白富含支鏈胺基酸（BCAA）的白氨酸、纈胺酸、異白氨酸，可以經由腸道免疫細胞調節機制，達到抑制Th2免疫反應，降低氣喘兒童血清中IgE濃度，而且這些胺基酸是肌肉生成所需要的。另外，富含的半胱胺酸，具有提升免疫系統效能以及增加體內抗氧化之能力。而大豆蛋白雖是植物性蛋白質，但是吸收利用率可媲美動物性蛋白質，且含有大量的必需胺基酸。	**保健功效：** 降低血清中IgE濃度，增加抗氧化力。
如何吃： 每天一～三匙（一二～四八公克）。	**如何買：** 選含乳清蛋白加大豆蛋白之產品。
小叮嚀： 腎功能不全或肝硬化有腹水患者，需下修劑量。	

改善過敏疾病，【鋅】作用大

鋅是人體內相當重要的微量元素，我在許多場合聽過男人應該要補鋅，如此才會身強體壯，其實不是只有男人須補鋅，女人也一定要補。根據動物實驗發現，若以無鋅飼料餵食動物，該動物一週後就會出現食慾減少、生長遲滯的現象。

鋅會與蛋白質或是酵素結合，身體內上百種金屬蛋白質和金屬酵素都需要鋅做為輔因子，像是幫助解酒的酒精去氫酶需要鋅，幫助肝臟解毒的金屬硫蛋白需要鋅，幫助血管收縮的轉化酶需要鋅，幫助維生素D、雄性激素、醣皮質固醇、視網酸等在受體作用需要鋅，幫助胰臟中血糖控制的胰島素增加穩定度也需要鋅。另外，鋅也直接參與核酸、蛋白質的合成、細胞的分化和增殖等作用。一般說來，鋅是人體生長發育、免疫防禦、生殖遺傳等重要生理中所必需的營養素。

最新研究還發現，若人類大腦中的海馬體鋅含量不足，老年時期容易出現早發性老年癡呆症；另外，在某些罹患惡性腫瘤、感染性疾病的時期，體內鋅的需要量會增加。而糖尿病、肝炎、腎病變，會造成體內鋅慢性缺乏，免疫力也逐漸變差，形成了惡性循環。

過敏與鋅缺乏息息相關

鋅與過敏疾病相關的報告相當多，主要有下列幾種：

❶異位性皮膚炎患者體內鋅過低，每日補充鋅二十毫克持續兩個月後，異位性皮膚炎可大幅改善。

❷氣喘患者體內鋅不足，經過補充後，肺功能會改善，夜間喘鳴症狀也可部分減少。

❸懷孕母親如果血漿中鋅過低，生出的寶寶在五歲以內罹患過敏機率會增加。

❹小朋友頭髮鋅的含量過低，表示鋅的食物攝取慢性缺乏，罹患氣喘、過敏性鼻炎、異位性皮膚炎機會增加。

❺腸道過敏引起之慢性腹瀉，體內鋅嚴重缺乏，不但生長發育受影響，而且免疫力下降，容易併發感染。

通常，只要蛋白質豐富的食物幾乎都含有鋅，像是牡蠣、蝦、貝類、堅果、雞蛋、牛奶、動物內臟類。但是海鮮如牡蠣及動物內臟容易有其他重金屬或是毒素污染，我不建議長期補充。鋅的補充也跟吸收率有關，研究顯示，葷食者每日可以吃到十一至十二毫克的鋅，吸收率平均三三%，鋅吸收量為三．三毫克。蛋奶素食者，每日可以吃到九毫克，吸收率平均二六%，鋅吸收量為二．四毫克。如果蛋奶都不吃的純素食者，每日鋅吸收會少於二毫克以下。

哪些人容易缺乏鋅

●**素食者：**尤其是蛋奶都不吃者，鋅的來源只能靠植物，但是植物中的膳食纖維、草酸、植酸、多酚類等成分，會抑制鋅在腸道中的吸收。如果吃素又補充鈣質，也會干擾鋅的吸收，因此臨床上我經常看到吃素的朋友因缺乏鋅的補充，造成虛弱、過敏、皮膚乾裂、嘴巴口腔黏膜發炎、味覺改變、甚至食之無味等，但只要一補充鋅二至三個月之後，症狀明顯獲得改善。

●**嚴重異位性皮膚炎、氣喘、腸道過敏腹瀉者：**因為免疫系統、皮膚、呼吸道、腸道黏膜持續發炎，消耗體內大量鋅，很容易慢性缺乏，如不補充，進入惡性循環，增加過敏體質嚴重程度。

●**經常過度激烈運動者：**如跑馬拉松長跑者，大量消耗鋅，如果又只單純吃素而不額外補充鋅，則容易感冒，身體容易發炎，抗氧化力低下，不利身體修復。

●**其他：**如懷孕期間、老年人、燒燙傷患者、腎臟病變者、肝病、糖尿病患者、癌症患者。

鋅在臨床上的應用相當廣，例如脫髮、各種皮膚炎及濕疹、青春痘、味覺減退、嗅覺功能異常、氣喘、腸躁症、老年癡呆、消化功能降低、厭食、異食癖、抵抗力差、孩童發育遲緩、前列腺疾病、性功能減退、不孕症、癌症體質等，都有補充的必要。

鋅（Zinc）

鋅是人體內多種酵素的主要成分，也直接參與核酸、蛋白質合成、細胞分化和增殖等作用。

過敏調節機轉：

1. 鋅與體內上百種酵素結合，穩定其結構，使得體內生化反應順利運行，降低因酵素不夠所產生的代謝遲滯以及過敏原分解代謝不完全的情形。
2. 強化肝臟解毒金屬硫蛋白活性，幫助肝臟將重金屬、毒素清除，以降低肝臟負荷，減少過敏毒素對身體的激發。
3. 增加鋅手指金屬蛋白在細胞DNA的影響，活化體內抗氧化酵素SOD、麩胱甘肽、觸酶的表現，提升抗氧化力，能穩定氣喘呼吸道黏膜。
4. 增加對於維生素D、醣皮質固醇、視網酸等受體之敏感性，穩定皮膚角質層，降低發炎，對於異位性皮膚炎、腸道過敏具有輔助療效。
5. 降低腸道黏膜細胞發炎，降低腸漏發生，減少食糜過敏原分子滲漏進血液及淋巴液中，因而降低過敏反應。

保健功效：

鋅是人體生長發育、免疫防禦、生殖遺傳等重要生理中所必須的營養素。

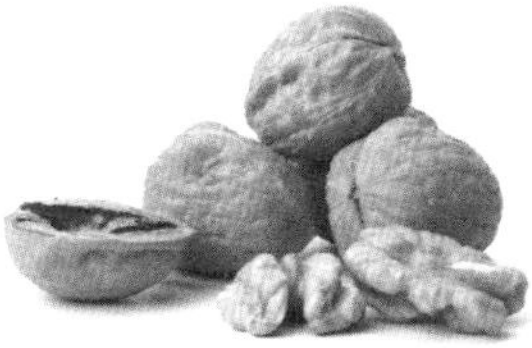

如何吃：

成人（或是體重大於四十公斤青少年）輕度過敏一天二〇毫克，直到過敏改善。嚴重過敏可每日補充到四〇毫克，然後一～二個月後逐漸降為每天二〇毫克。

如何買：

以精胺酸及甘胺酸螯合鋅片或是含鋅綜合抗氧化劑補充。也可以鋅溶液混和在水或是果汁中給小朋友補充，但是必須與醫師及營養師討論補充劑量。

小叮嚀：

長期超過建議量五至三十倍的鋅，會妨礙其他微量礦物質（如銅）的吸收代謝，可能發生噁心、嘔吐、嗜睡、傷害神經、造血及免疫系統之副作用。

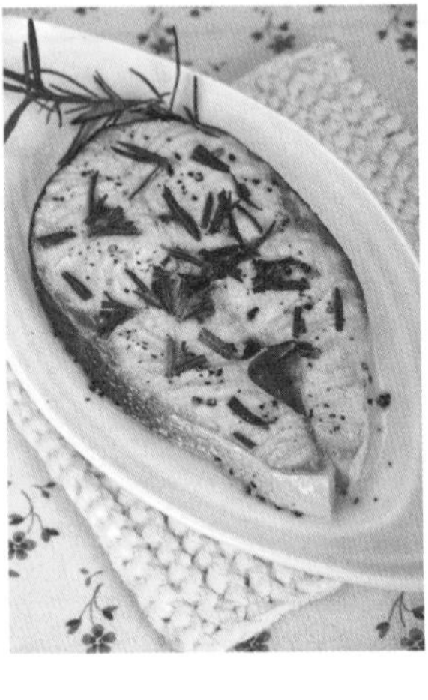

抗敏又抗癌的熱門營養素——硒

說到硒這個元素，許多讀者可能很陌生，但是我必須說，硒在現在以及未來，絕對是非常熱門的保健食品之一。

硒對於身體相當重要的兩個關鍵角色，就是抗氧化酵素以及參與甲狀腺素代謝。我在《營養醫學抗癌奇蹟》一書中曾強調，對於可能已經形成的癌細胞，硒可經由硫氧化還原酶（Thioredoxin Reductase, TR）以及抑制二型環氧化酶（COX-2），來達到抑制發炎、癌細胞生成，與促使癌細胞凋亡（Apoptosis）的功效，所以對於癌友，我極力推薦服用硒酵母來幫助抗癌。人體體內含有硒的蛋白約有五十多種，沒有了硒，這些酵素無法發揮功效，會造成過氧化脂質增加，動脈硬化、老化、心臟衰竭、癌症等疾病容易上身。另外，甲狀腺素的活化需要脫碘酶，硒也是它重要輔因子。沒有硒，甲狀腺素無法活化，會產生甲狀腺功能低下之症狀。

一般肉類、動物內臟、魚貝海鮮等食物含有硒較多，屬於有機硒，以甲硒胺酸和硒半胱胺酸為主。而全穀類理論上也含有硒，但是在反覆耕種的土壤中硒的含量已經漸漸稀少，間接影響穀類植物中的硒含量，因此素食者比較有機會缺乏硒的攝取。

改善過敏疾病，硒很重要

有關硒與過敏症的研究越來越多，包括：

❶我與弘光營醫所的教授研究發現，氣喘患者體內血清中硒的含量過低，抗氧化力酵素GPX活性也低，經過硒酵母以及其他營養補充品調整兩個月後，肺功能改善，生活品質也進步許多。此一報告發表在二〇一一及二〇一二年世界醫學期刊。

❷二〇一三年奧地利也發表氣喘患者以硒等抗氧化劑調整體質，的確其抗氧化力和肺功能可以獲得改善。

❸六歲以下小朋友頭髮中硒過低，比較容易有呼吸道過敏現象。

❹日本針對八百三十四名幼兒頭髮硒的研究發現，硒過低與異位性皮膚炎的發生有顯著的相關性。

❺大腸激躁症患者體內的硒比較低。

❻越來越多證據證明，自體免疫疾病，例如類風濕性關節炎，患者體內硒過低，因此有研究發現，硒的補充可以改善這類自體免疫疾病。

硒（Selenium）

硒為體內抗氧化酵素的重要成分，存在於許多食物中，其中以南瓜、番茄、大蒜、洋蔥、海產等量最多。

過敏調節機轉：

1. 增加抗氧化酵素GPX的活性，減少體內自由基反應，降低發炎激素。
2. 在氣喘這類過敏疾病中，硒的免疫調節機制在二〇一二年美國夏威夷大學分子生物研究室學者Norton發表的理論裡，提醒大家注意，適當高劑量的硒可以使幫助型T細胞分化朝向Th1型細胞反應，降低氣喘反應。

保健功效：

保護細胞和胞器的膜，預防核酸的變性；另外可以提高巨噬細胞或嗜中性球的活性，減少癌細胞生成的機會。

如何吃：

1. 氣喘患者依輕中重度，每天二〇〇～六〇〇微克。
2. 異位性皮膚炎或其他過敏疾病，每天二〇〇～四〇〇微克。

如何買：

建議以硒酵母補充，因為以結構來說，有機硒（硒酵母、硒甲硫胺酸）比無機硒（亞硒酸鹽、硒酸鹽）在腸道吸收率較高，且較無慢性中毒的危險性，因此我建議過敏患者，應以補充硒酵母為主。

小叮嚀：

1. 硒在體內代謝物是二甲基硒，由肺部呼氣排出，具蒜味，屬於正常反應。
2. 衛生署RDA的建議是健康成人每天五〇微克，上限攝取量四〇〇微克，所以在攝取高劑量硒時，必須請教專業醫師。
3. 肝、腎功能不全者需注意劑量之調整。

特殊抗發炎營養素——薑黃素及槲皮素

談到薑黃素與槲皮素，就要先了解什麼叫做植化素（Phytochemicals）？顧名思義，植化素存在於蔬菜、水果、豆類、五穀、堅果等植物食物中，其當中所含的特殊化學成分，可以用來預防、保健、甚至調整體質、抗發炎、抗癌等作用。我要特別強調，吃全食物比較可以攝取到多數的植化素以及其他營養素，雖然單獨補充個別的植化素可調整生理作用，但是不能取代全食物的攝取。

常見植化素及其效用

植化素到底有哪些呢？依照分類可分成下列幾種：

●**類胡蘿蔔素：**包括α及β-胡蘿蔔素、茄紅素、葉黃素、玉米黃素、隱黃素等。具有抗氧化、維生素A先質、保護眼睛和攝護腺效果。

●**類黃酮素：**包括大豆異黃酮、兒茶素、花青素、槲皮素等等。功用包括植物雌激素、抗氧化、預防癌症、抗過敏、預防心血管疾病等作用。

●**薑黃素：**抗氧化、抗發炎、抗過敏，以及終止細胞週期與促進凋亡。

●**葉綠素：**植物葉綠素功用包括抗氧化、降低癌症風險。

●**白藜蘆醇：**來自莓菓、紅酒、葡萄、花生等的抗氧化劑。

●**蒜類有機硫化物：**來自大蒜的抗氧化素，具有降低膽固醇、預防癌症等功效。

●**有機硫配醣體：**在十字花科蔬菜中含有的特殊植化素，包括吲哚3-甲醇（Indole-3-Carbinol, I3C）、異硫氰酸酯，具有調整雌激素作用，降低癌症，殺菌等作用。

●**植物固醇類：**來自小麥胚芽、杏仁、花生、麥麩、玉米油等，可以降低膽固醇的吸收，因而減少心血管疾病風險。

●**木酚素：**來自亞麻籽或是芝麻中，代謝物具有微弱雌激素作用，可以預防心血管疾病、增加骨密、降低荷爾蒙相關癌症風險。

●**酚酸類：**包括咖啡酸、沒食子酸等，具有預防癌症、降膽固醇、改善心血管疾病等功效。

其中，對減緩過敏反應最有效的是薑黃素及槲皮素，其主要的效用及注意事項如下：

薑黃素（Curcumin）

來自薑科植物薑黃塊莖中的色素成分，一般咖哩粉中就含有薑黃素。其特性為多酚類成分，含有許多共軛雙鍵，原本是印度的傳統藥材。

過敏調節機轉：

1. 薑黃素可以降低過敏性鼻炎血清中過敏抗體 IgE、發炎激素 IL－4、以及一氧化氮，改善鼻過敏患者鼻癢、打噴嚏、流眼淚、以及生活品質。
2. 薑黃素可以抑制氣管、支氣管平滑肌的增生，並且調整白血球細胞 Treg/Th17 之平衡，抑制細胞核 NF-κB 因子活化，以達到調整氣喘體質。
3. 薑黃素可以抑制發炎激素 IL－4 和 IL－5，並且降低誘導性一氧化氮合成酵素（iNOS），以改善過敏性結膜炎。
4. 薑黃素對於芥子毒引起之皮膚過敏癢疹，也可以有效改善。

保健功效：

具有抗發炎、抗過敏、降血脂、延緩老化、調整自體免疫疾病、抗腫瘤、預防中風等效用。我用在降低自體免疫疾病以及關節炎、慢性肌痛症的患者相當多，而且效用明顯。

如何吃：

每天三〇〇～六〇〇毫克。

如何買：

以複方補充粉劑為主。

小叮嚀：

1. 因會刺激子宮收縮，孕婦不建議使用。
2. 具有抗凝血、降血糖、降血壓作用，如有服用抗凝血劑、降血糖藥、降血壓藥時，應和醫師討論補充劑量。

槲皮素（Quercetin）

屬於類黃酮素的槲皮素，在蘋果、洋蔥、紅茶、小紅莓中含量頗多，也是目前抗氧化類黃酮的明星之一。

過敏調節機轉：

1. 可以抑制氣管以及支氣管平滑肌收縮，改善氣喘症狀。
2. 可以降低過敏白血球嗜伊紅性白血球量。
3. 減少肥大細胞內組織胺的釋放，降低全身性過敏反應。
4. 槲皮素可以調節白血球Th1／Th2之平衡，降低過敏反應。

保健功效：

一般說來，槲皮素具有抗腫瘤、抗過敏、抗病毒、抗消化道潰瘍、預防心血管疾病等作用。

如何吃：

每天二〇〇～四〇〇毫克。

如何買：

以複方補充粉劑為主。

免疫多醣體也能緩解過敏反應——天然蕈菇類多醣體

相信一聽到免疫多醣體（Polysaccharide），大家馬上就可以想起一堆因多醣體而出名的保健食品，像是靈芝（Ganoderma Llucidum）、舞茸（Maitake）、椎茸（Shiitake Mushrooms）、冬蟲夏草（Cordyceps Sinensis）、香菇（Lentinus Edodes）、巴西蘑菇（Agaricus Blazei）、牛樟芝（Taiwanofungus Camphoratus）、茯苓（Poria Cocos）等等都是。

多醣體其實就是葡萄糖以其特殊接合方式（1-3）-β 鍵結連接之葡聚醣（Glucan），所以又稱 β-1,3.D 葡聚醣，其他還有 β-1,6.D 葡聚醣。人體腸道中的消化酵素能切開澱粉之（1-4）-α 鍵結鏈，將其水解成葡萄糖，以利腸道吸收利用；但是消化酵素對於 β-1,3.D 以及 β-1,6.D 葡聚醣鍵結起不了作用，因此體積龐大的多醣體無法穿透腸壁細胞，反而刺激腸壁上的免疫淋巴細胞，進而調節免疫系統，活化巨噬細胞、殺手細胞及自然殺手細胞，增加抗癌細胞激素如IL－2，促進白血球對於外來病原體與體內癌細胞的偵測及撲殺，使得多醣體能在癌症患者身上扮演相當重要的輔助療效。

當然各種不同的產品其調整體質的成分也不一定只有多醣體。我舉冬蟲夏草為例，其內含有蟲草酸、微量元素硒、鋅、各類胺基酸、脂肪酸等。再舉靈芝為例，台灣以赤芝和松杉靈芝為主，靈芝含有多醣體外，還含有有機鍺、三萜類、免疫調節蛋白、腺苷、油酸、亞麻油酸、次亞麻油酸、靈芝酸等物質，可以改善肝發炎狀態。

改善過敏疾病，多醣體有幫助

在各類過敏疾病應用上，不同多醣體的相關文獻都發現，可以有效減緩過敏症狀，主要有：

❶日本研究發現，靈芝萃取物可以降低過敏激素白三烯素D_4對鼻腔的刺激。

❷靈芝萃取物可以經由不同於肥大細胞和組織胺接受體的機制，來抑制蚊子毒液所引起的皮膚過敏。

❸台灣的研究發現，靈芝萃取物可以調整體質，抑制塵蟎誘發支氣管氣喘的機率。

❹冬蟲夏草萃取液可以調節白血球Th1及Th2之平衡，並且降低肺臟細胞發炎訊息NF-κB，以抑制氣管、支氣管發炎反應，做為氣喘患者調整體質之用。

❺冬蟲夏草的乙酸乙酯可以抑制肥大細胞的去顆粒作用，抑制 IgE 有關的過敏反應。

❻冬蟲夏草萃取液在動物模式上，經過外用塗抹，可以改善異位性皮膚炎的發炎程度。其機轉可能是抑制組織胺釋放、IgE 的產生，以及降低發炎激素 IL－4。

不過要提醒讀者，因為免疫疾病是相當複雜的，就好比是兒童玩的蹺蹺板一般，時而右高、時而左升，如果調整過頭亦或是全面激發，可能造成免疫系統更嚴重失衡，甚至導致嚴重併發症，包括自體免疫疾病，如紅斑性狼瘡、類風濕性關節炎、乾燥症、肌皮炎、僵直性脊椎炎等。國內曾有患者原本控制不錯的紅斑性狼瘡，因為服用高劑量的靈芝，造成病情突然惡化，住進加護病房，所以應特別小心。

天然蕈菇類多醣體（Polysaccharides）

過敏調節機轉：

體積龐大的多醣體無法穿透腸壁細胞，反而刺激腸壁上的免疫淋巴細胞，進而調節免疫系統，活化巨噬細胞、殺手細胞及自然殺手細胞，增加抗癌細胞激素如IL－2，促進白血球對於外來病原體與體內癌細胞的偵測及撲殺，使得多醣體能在癌症患者、過敏患者身上扮演相當重要的輔助療效。

保健功效：

增強免疫功能、降低膽固醇、清除自由基、降低血糖及輔助治療腫瘤癌細胞。

如何吃：

每天三〇〇～九〇〇毫克。

如何買：

以含有靈芝、舞茸、椎茸、冬蟲夏草、香菇等多種蕈菇類多醣體為佳，可以有協同調整的效果，避免單一多醣體過多造成免疫失衡。

小叮嚀：

有自體免疫疾病患者，例如紅斑性狼瘡、類風濕性關節炎等，在使用多醣體營養品時，應在醫師監測下補充較安全。

有效緩解過敏的其他營養素

在PART 2「讓人頭疼的7大過敏疾病」中，我對常見的過敏疾病提出營養醫學處方，裡頭有一些營養素，並未在上面章節介紹過，雖然在減緩過敏的過程中，效用可能沒有那麼直接，但卻也有一定的作用及功能。為了讓讀者對這些營養素有進一步的了解，特在此節中整理說明。

鎂（Magnesium）	
鎂做為體內超過三百種以上酵素作用之輔因子，所參與的生理代謝反應，包含核酸和蛋白質的合成、其他礦物質和維生素C的代謝。深綠色蔬菜中含有大量鎂，其他如香蕉、杏仁、鱈魚也含有許多鎂。	
過敏調節機轉： 1.氣喘發作患者紅血球內的鎂過低。 2.急性氣喘發作患者，以硫酸鎂注射，可以幫助支氣管的紓緩，改善肺功能，降低住院天數。	**保健功效：** 可以預防鈣質沉澱於組織以及血管壁，維持心臟的正常功能，降低動脈硬化。鎂也可以維持神經、肌肉細胞之正常功能。
如何吃： 每天二五〇~一〇〇〇毫克。	**如何買：** 平時可以補充複方鈣、鎂、維生素D_3合併錠劑來使用。

小叮嚀：

急性氣喘發作住院時，醫師會以注射硫酸鎂來加強輔助治療。

維生素D（Vitamin D）

維生素D是脂溶性維生素，分為維生素D_2（Ergocalciferol），及有活性的維生素D_3（Cholecalciferol）；來源包括魚肝油、牛奶、蛋黃等，另外皮膚照射陽光紫外線，也能幫助身體自行產生活化的維生素D_3。

過敏調節機轉：

1. 異位性皮膚炎的患者體內維生素D過低，可能是因為怕日照引起皮膚過敏，所以幾乎不敢接觸陽光，但是此舉更易造成骨質密度下降、憂鬱、心血管疾病。異位性皮膚炎患者補充維生素D可以改善皮膚完整性，也可以藉由調整免疫系統，降低發炎激素，達到異位性皮膚炎控制。
2. 氣喘患者體內維生素D過低，補充維生素D可以降低發炎狀態。
3. 維生素D的補充可以降低腸道激躁症患者的腸不適症狀。

保健功效：

維生素D的重要功能為調節鈣、磷的吸收以及骨骼的鈣化作用。研究發現，足夠的維生素D可以降低罹患心血管疾病三三%，罹患第二型糖尿病、代謝症候群風險各下降五五%、五一%。而適當的維生素D也可以降低乳癌、大腸直腸癌、攝護腺癌的發生率，機轉應該跟細胞核內DNA調控有關。但是現代人太注重防曬，以致於經由天然太陽光刺激皮膚，合成活性維生素D的比例下降許多，所以讀者們應每日接受十五至三十分鐘的日照，以幫助維生素D的合成。

如何吃：

每天二五微克（一〇〇〇國際單位）～一二五微克（五〇〇〇國際單位）。

如何買：

活性維生素D_3為主。

小叮嚀：

因為維生素D是脂溶性的，若攝取過多會導致衰弱、反胃、腹部絞痛、頭痛、血中鈣質上升、血壓上升等症狀。

銀杏（Ginkgo Biloba）

主要用做治療和保健的功效，成分包含銀杏酯、銀杏糖苷黃酮、銀杏醇、配醣體等。

過敏調節機轉：

1. 許多研究發現，氣喘患者支氣管以及肺臟內的血小板活化因子（Platelet Activating Factor, PAF）過高，引起氣管發炎以及平滑肌增厚，而銀杏萃取物可以抑制血小板活化因子，然後降低氣喘氣管內的慢性發炎，減少平滑肌增厚的情形，改善呼吸不順現象。
2. 銀杏可以降低一型環氧合酶（COX-1），減少白三烯素的產生，降低過敏氣喘的發生，這點機轉類似魚油抗過敏的機制。

保健功效：

銀杏萃取物具有抗氧化以及減少血栓形成的效果，可以改善血管缺氧、血中脂質過氧化的問題，有效地促進全身血液循環，尤其是末稍血液循環。銀杏可以降低輻射、壓力造成之細胞自由基損傷。

如何吃：
每天四〇～二〇〇毫克。

如何買：
膠囊或是舌下滴劑。

小叮嚀：
重大手術前後三天宜暫停服用。

大蒜精（Allicin）

大蒜是華人世界重要的料理精隨，許多人愛它，當然因為其獨特味道，卻也讓部分人為之卻步。當中最主要味道來源就是蒜精。蒜精為淡黃色油狀液體，不溶於水，具有強烈的大蒜味、性辣。蒜精的產生過程是大蒜經過破碎後，其中不穩定的蒜胺酸（Alliin）經過蒜胺酶（Alliinase）多次分解、失水而生成蒜精（Allicin）。

過敏調節機轉：
動物實驗中，大蒜萃取物可以降低肺及氣管內的過敏嗜伊性白血球量，減少發炎激素，降低氣道敏感性。

保健功效：
1. 研究顯示，蒜精有抗菌、消炎、抗凝血的作用，也可經由抑制磷脂水解酶A_2來降低發炎性前列腺素（PGE_2）的產生，促進免疫功能的調節。
2. 蒜精可以降血壓、抑制血小板聚集、增加一氧化氮（NO）濃度，進而預防動脈硬化發生。大蒜精也是抗癌聖品，對大腸直腸癌、攝護腺癌預防效果尤佳。

如何吃：

每天三〇〇～一〇〇〇毫克。

如何買：

膠囊狀大蒜精。

小叮嚀：

服用抗凝血劑或是接受重大手術前後三天，不宜服用。

退黑激素（Melatonin）

退黑激素是腦內松果體分泌的一種激素，可以調控睡眠和睡眠節律，如果長期晚睡，會造成退黑激素分泌不足，影響生理甚大。

過敏調節機轉：

1. 異位性皮膚炎患者發作嚴重時，血清中退黑激素以及腦內啡明顯下降，影響睡眠節律。
2. 動物模式研究發現，退黑激素可以抑制異位性皮膚炎體內過敏抗體 IgE 以及發炎激素 IL－4、干擾素－γ。

保健功效：

退黑激素具有抗自由基之功效，除了用於幫助入睡以及調整時差以外，還具有延緩老化、預防心臟病、白內障、輔助治療癌症等功效。

如何吃：

睡前一～五毫克，最高劑量不超過二〇毫克。

小叮嚀：

有研究發現，氣喘動物模式使用退黑激素反而會使氣管平滑肌無法放鬆，所以在氣喘患者使用時，應注意此狀況。

大豆異黃酮（Soy Isoflavones）

大豆異黃酮，其化學結構式與女性雌激素相似，故又稱為植物性雌激素（Phytoestrogen）。雌激素作用的接受器有分α及β二種，α接受器大多分布在子宮及乳房，β接受器則是在中樞神經、血管、骨骼、膀胱和皮膚，大豆異黃酮多與β雌激素接受器結合，因此無雌激素致乳癌和子宮內膜癌的疑慮。

過敏調節機轉：

其中的金雀異黃酮（Genistein）以及黃豆甘原（Daidzein）會降低肥大細胞去顆粒化作用，抑制樹突細胞成熟，抑制 IgE 和 IgG 相關過敏反應，減少呼吸道過敏程度。

保健功效：

因為作用平緩，而且不會有女性荷爾蒙的強烈副作用，大多用來改善更年期症候群及預防骨質疏鬆症。

如何吃：

每天二〇～八〇毫克。

如何買：

大豆異黃酮分成兩大類：第一類是不含醣基的（Genistein、Daidzein、Glycitein），第二類是含醣基的（Genistin、Daidzin、Glycitin），我建議二者都具備才是好的大豆異黃酮。

小叮嚀：

女性過敏體質合併更年期、停經症候群則可以補充。

除上述特別介紹的營養素外，其他如蜂膠、綠藻、螺旋藻、山藥、薏仁、苜蓿芽等，也有文獻報導對於過敏體質有不同程度的效用。

異位性皮膚炎該如何止癢——營養素也能外敷

羅患異位性皮膚炎的孩子或大人其實都很辛苦，不只是發作時癢得令人難受，就連洗澡也會令人痛苦不堪。因為皮膚乾燥，只要稍微不注意，洗到沐浴乳或是非中性肥皂，皮膚立刻會癢到讓人受不了，一不小心，就會出現抓癢、破皮、發炎，導致好不容易好轉的皮膚，馬上又失控了。

曾有一位患者母親告訴我，她在網路上看到有人建議用燕麥片幫孩子洗澡，於是她就在大賣場買了幾包燕麥片，然後用紗布包起來，泡在水中會呈現白色粉狀，替她寶貝洗澡，發現效果還不錯。我的看法是，燕麥片泡水會溶出一些多醣，因此可讓皮膚有些許保濕作用，但若對燕麥麩質過敏的患者，則仍需小心。

異位性皮膚炎洗澡的原則

一般說來，異位性皮膚炎患者洗澡時應注意以下原則：

❶盡量不要用沐浴乳或非中性肥皂洗澡，應選用無香精、中性、天然的肥皂來洗澡。

❷嚴重時，應以溫水稍做沖洗，連肥皂都不宜使用。

❸洗澡水溫須控制在三四℃至三七℃。
❹每日一至二次，時間控制在十分鐘內。
❺沐浴鹽、沐浴油、泡沫浴會使皮膚更形乾燥，所以應避免使用。
❻洗完澡後應立刻擦上天然、無香精之保濕乳液，或是凡士林藥膏。
❼綿羊油以及綿羊乳液含有羊毛脂，也會引起過敏，必須避免。

異位性皮膚炎的另類選擇

通常，異位性皮膚炎的患者會使用類固醇藥膏來緩解搔癢症狀，但這些藥膏如果長期使用，很有可能會出現併發症，包括皮膚萎縮、皮膚變薄、微細血管擴張、毛囊炎、色素脫失、傷口感染不易癒合、拉扯紋的形成等等。所以皮膚外用藥膏一定要在醫師的指示下塗抹較安全。

其實，除了類固醇外，還有一些營養醫學皮膚外用噴劑或是擦劑可以試試，其內容物成分可能有：

●**琉璃苣油（Borage Oil）**：琉璃苣油含有γ-次亞麻油酸（GLA），是一種ω-6多元不飽和脂肪酸，直接噴灑在皮膚上，不但可以幫助保濕鎖水，還可修復重建角質細胞，降低外來刺激，抗發炎兼抗過敏。日本研究發現，小朋友穿上塗有琉璃苣油的內衣，二週後，這些異位性皮膚炎的小朋友身上紅、癢的情況大幅改善，保濕力增加也許是原因之一，而其潛在的抗發炎效果，應該也是皮膚炎改善的助力。

●神經醯胺（Ceramide）：在皮膚角質層細胞間的脂質中，神經醯胺約有四〇至五〇%左右，其對於皮膚鎖水保濕功效相當重要，一般異位性皮膚炎、乾癬、魚鱗癬、或是乾性膚質，其神經醯胺相對較少。神經醯胺能夠填補角質細胞縫隙，使細胞間能緊密結合，預防水分流失、保濕鎖水，還能抑制黑色素產生褐斑的效果。所以很多外用藥膏或是美白產品，都含有神經醯胺。二十多年前神經醯胺多自牛腦中萃取，後來因為狂牛症發生，如今神經醯胺大多已改由植物提煉居多，但讀者購買使用時，仍須注意。

●維生素E：維生素E是脂溶性維生素，本身具有清除細胞膜上自由基之功能，並且有抗氧化，降低身體內過氧化脂質的效果。研究發現，異位性皮膚炎的患者血清中以及皮膚內的維生素E過低，補充維生素E可以改善異位性皮膚炎的嚴重程度。又因為維生素E是脂溶性的，所以可以穿過顯微皮膚傷口，直接進入皮膚細胞內，幫助皮膚修復，減少皮膚氧化壓力。

●尿囊素（Allantoin）：尿囊素可在自然界動植物體內被發現，它是動、植物組織的一種生長增進劑。研究發現，尿囊素能紓緩與鎮靜肌膚，改善發炎與敏感現象，促使皮膚細微傷口癒合，降低細菌感染機率，所以現今不管是化妝品、化妝水、乳霜、乳液等，都可見到此成分存在。許多研究發現，含尿囊素的藥膏或是噴劑，可以改善異位性皮膚炎的狀況。韓國的研究發現，氣喘模式的老鼠使用尿囊素治療後，居然可以降低呼吸道的過敏反應，並且減少過敏抗體 IgE，推論其機轉應類似白三烯素拮抗劑，我認為這機制在皮膚外用時，應該也發揮了一部分功能。

●**沙棘籽油（Sea Buckthorn Oil）**：沙棘籽油是從沙棘果提煉出來，相傳當初成吉思汗擴張疆土、其馬匹和士兵奄奄一息時，就是吃了沙棘籽之後，體力充沛，繼續作戰。在歐洲、中國大陸、蘇聯，沙棘籽油的應用相當廣泛，這種油含有上百種活性成分，包括棕櫚酸（三三％）、亞麻油酸（三四％）、次亞麻油酸（二五％）、棕櫚烯酸（二五％）、油酸（一九％）等多種有益脂肪酸，必需不飽和脂肪酸高達七〇％以上，其他還含有十七種胺基酸、類胡蘿蔔素、維生素 E、鎂、鋅、鐵、錳、植物甾醇、兒茶素類、黃酮類化合物等等，相當豐富。因此沙棘籽油具有強力抗氧化、抗自由基、抗輻射作用，對皮膚具有美白、除皺、抗發炎、抗過敏作用。芬蘭的研究發現，口服沙棘籽油對於異位性皮膚炎具有紓緩效果。

●**馬努卡油（Manuka Oil）**：又稱松紅莓油，是從紐西蘭原生植物 Manuka 花朵提煉出來，具有相當好的抗菌效果。韓國的研究團隊發現，皮膚上的這種難纏感染，居然可以用此馬努卡油抑制，對於一些異位性皮膚炎傷口感染，更具有殺菌效果。

過敏保健穴位——抗敏療法外一章

想要治療過敏，其實老祖宗的智慧有其一定的參考價值，就連聯合國世界衛生組織（WHO）也在一九八〇年出版的《世界衛生・針灸專刊》中，提出了四十種病症可以針灸治療。WHO更明確於一九九六年十一月於義大利米蘭會議中，通過六十四種針灸適應症，包括了消化道系統疾病、內分泌代謝性疾病、神經精神系統疾病、婦科病、運動系統疾病等等，並列出其認可之有效針灸處方。其中慢性支氣管炎、哮喘、過敏性鼻炎、蕁麻疹、濕疹等過敏疾病，都是其承認的適應症。

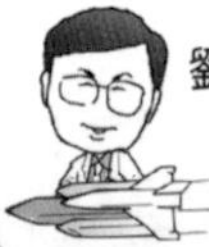

劉醫師 Tips

人體穴道包含十二經絡、任督二脈、奇經八脈、經外奇穴等，這些經絡系統可以聯繫人體內外上下器官組織，輸送氣血。針刺穴位時，患者會有痠、麻、脹、痛等感應，中醫稱為「針感」或「得氣」，這感覺有時會沿著一定的路徑向遠部傳導。當針灸的針刺進穴位之後，會加強氣血循環，疏導經絡、協調臟腑、平衡陰陽，因此可以起保健治病之功效。

因為我個人對針灸的興趣濃厚，因此在一九九二年參加中國醫藥學院（現今的中國醫藥大學）醫師針灸研習班。正因為我認同針灸的功效，因此我也經常將針灸應用在患者以及家人身上。如果讀者想對針灸有進一步認識，除了到診所去，也可自己看書找答案，就算沒有工具，也可以在家中自我按壓，也能得到不錯的保健效果。

緩解過敏症的中醫針灸療法

中醫針對鼻過敏的針灸處方包括針刺合谷、迎香、印堂透山根，並以溫灸肺俞、脾俞、腎俞來治本。如有過敏性結膜炎，可按壓睛明、太陽穴以止眼部搔癢、流淚、充血等症狀。

相信大多數人並不清楚這些穴位在哪裡，但是讀者可以參考第二五一頁的圖，於早、中、晚時間按摩迎香至印堂穴。先用雙手手掌磨擦十次，產生熱靜電，然後以中指指腹按壓鼻翼旁迎香穴，然後揉搓此穴位十下，接著往二眉中心之印堂滑去，反覆十次，這樣為一循環。每次重複十個循環，鼻過敏可以立即收到緩解之效。

另外因為「面口合谷收」，意指顏面及口腔疾病皆可以在此穴位來做調整，加上合谷穴與迎香穴同屬手陽明大腸經，合谷穴位在大拇指跟虎口處肌肉突起處，以另側大拇指按壓會痠痛，所以讀者可以不時地合併按壓雙手合谷穴，更可以加強鼻過敏體質的調理。其實合谷是一重要穴位，過去研究發現，刺激此穴位會增加免疫細胞產生干擾素，增強並調節免疫系統，我自己有時沒事或開會時都會自我按壓合谷穴，的確有神清氣爽之功效。

若你有氣喘、慢性咳嗽、胸悶、氣促等下呼吸道敏感，則建議先以手太陰肺經相關穴位來保建，包括胸外側的中府穴、手肘上的尺澤穴、以及靠近手腕內側的列缺穴。又因手肺經與大腸經互為表裡經，依照表裡互治原則，故可再加上合谷穴。讀者可以依照前述方法按壓合谷穴，然後依照圖示以拳頭輕敲肺經經絡路徑至外胸中府穴，如此十至二十次，然後左右交替十次，也可以紓緩咳嗽以及胸悶氣短之症狀。

另外在前胸胸骨上的膻中穴（乳頭連線高度），或是背部上方正中央的大椎穴、定喘穴以及兩肩胛骨內側的風門穴、膏肓穴、肺俞穴等，也是治療呼吸道疾病的相關大穴。讀者可以請家人幫忙，以嬰兒油（天熱時）或是淡薑汁（天冷時）上下來回推揉，來回二十至三十次，亦可收舒氣暖肺之功效。

至於異位性皮膚炎以及蕁麻疹患者，則可以每日按壓小腿前內側的脾經以及前外側的胃經，尤其胃經足三里和脾經三陰交、血海穴位宜加強按壓，可以嬰兒油（天熱時）或是淡薑汁（天冷時）上下來回推揉，來回二十至三十次，這樣對於異位性皮膚炎或是蕁麻疹的病況可稍許緩解。當然包括合谷穴也可一併按壓調理。

過敏保健穴位圖

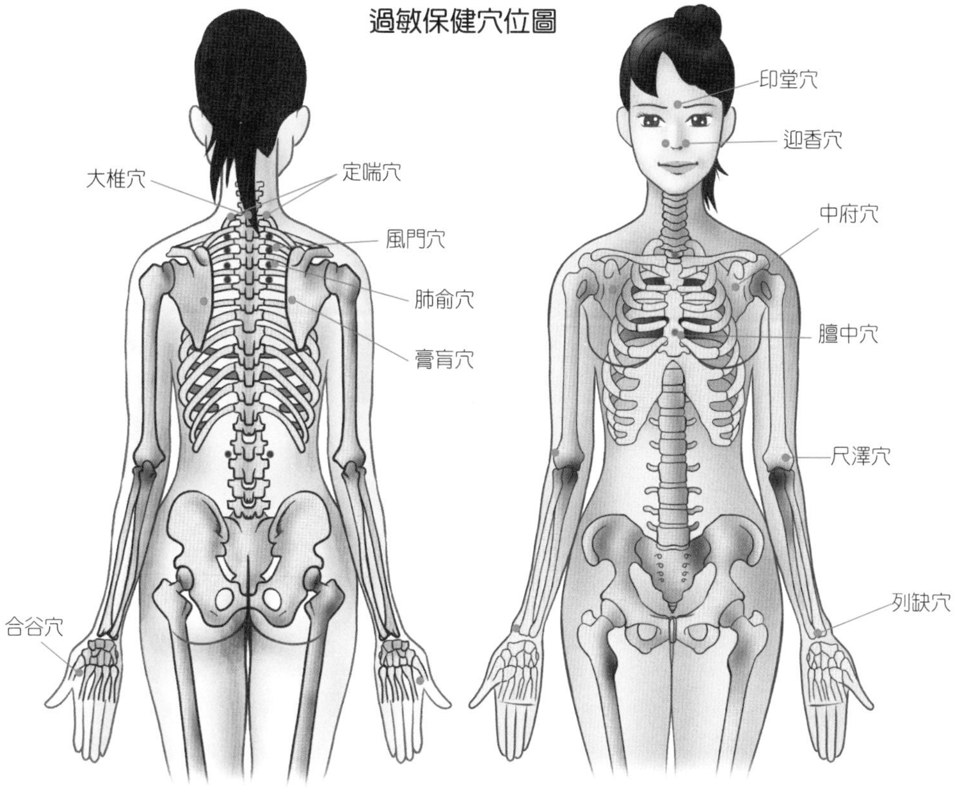

在此我特別要強調，足三里是一個相當重要的穴位，古云：「三里常不乾，可享遐齡」，意指常常去熱灸足三里，造成該處皮膚輕微熱紅，可延年益壽，所以幾乎所有疑難雜症足三里都可按壓，尤其是腸胃系統疾病。過去我常幫腹腔或婦科手術後無法排氣的患者施針，結果二小時內幾乎可以順利排氣。

增訂版引言

在台灣，每10人就有7人過敏！

目前台灣每天有六百萬人被不同程度、不同部位的過敏困擾。這一點都不誇張！二〇一三年台灣氣喘衛教學會更指出，台灣的過敏人口占七成，換句話說，每十人中就有七人過敏！

一位五歲的男童，在他快六個月大的時候，開始出現皮膚紅疹，剛開始是在臉部，後來手和腳也逐漸出現。認真餵母乳的媽媽照顧他非常小心，當然也帶他去看過小兒科，醫師的診斷是「異位性皮膚炎」，並依照醫師指示，使用了抗組織胺來治療。雖然症狀看似暫時控制住了，但是一連串的問題才正要開始。

父母親注意到他鼻子呼吸開始有雜音，甚至是伴隨著夜間咳嗽，醫師又告訴他們，小朋友應該是「過敏性鼻炎」，甚至可能有「氣喘」傾向！這時父母親壓力更大了，看了許多的書籍和網路上資訊，發現台灣主要過敏原是塵蟎，所以開始使用防塵蟎的寢具，並且買了空氣清淨機，而小朋友的過敏症狀也確實稍微改善。

營養醫學，為患者找出治療過敏的另一個出路

不過，隨著日子一天一天過去，小朋友又多了一個經常「肚子痛」的問題。痛起來的時候臉色發白，甚至噁心加嘔吐，這時候父母親帶小朋友上醫學中心的過敏氣喘專科，經過一系列抽血檢查，發現小朋友總過敏指數（total IgE）超高，正常值是80 IU／ml以下，他卻高達2500 IU／ml，所以他真的是嚴重的過敏體質。

小朋友後來又併發一些腸胃症狀，甚至一度因為半夜腹部絞痛，送急診住院，醫師診斷說可能是「血管炎」。血管炎是一種嚴重的免疫疾病，如果血管都發炎，許多器官會因為缺氧而導致組織受損，此時他的父母親已經被搞的心力交瘁。

之後，這對父母親因為看過我的著作《過敏，不一定靠藥醫》，抱著姑且一試的心態來找我。我建議重新幫小朋友做「急慢性過敏原測試」，原本父母親

不願意，因為之前已經做過了這類檢驗，急性過敏原只有塵蟎過敏，慢性過敏原有一大堆，不知如何面對。

後來仍接受我的建議，重新做一次過敏原檢測，其中慢性過敏原是以有別於傳統IgG的檢測，我以IgG 4來做分析，結果發現蝦子、牛奶、奇異果呈現急性過敏，而小麥、雞蛋、鳳梨、鱈魚呈現慢性過敏，這報告著實讓父母親不敢置信，因為之前的檢測並未發現蝦子過敏，我也以「功能醫學檢測」發現小朋友血清內的維生素D以及鋅都過低，加上「腸道有機酸檢測」發現他有嚴重的腸漏症，因此重新依循這些報告調理。

二個月後他們回診，母親一進診間就迫不及待的說：「amazing，他好了八成左右！太感謝您了，劉醫師。」其實我治療過敏相關疾病已經有三十年了，但是近十年我逐漸藉由營養醫學調理，為患者找出治療過敏的另一個出路。

食物輪替法，改善皮膚過敏與類風濕性關節炎

我再談談另一個案例，一位五十五歲醫師太太，因為嚴重的皮膚過敏

加上類風濕性關節炎，在某醫學中心服用抗組織胺以及免疫調節劑必賴克瘦（plaquenil），可是因為發炎指數持續偏高，主治醫師又加上類固醇（prednisolone）一天五毫克，如此已經三年了，因為症狀時好時壞，加上經常腹痛、消化不良、精神不濟、身體開始水腫，認為這樣下去不是辦法，就在看了本書後，掛號來找我調理。

其實她是瞞著他的先生來找我的，因為她先生認為只有西藥才能控制她的免疫失衡狀況，並不認同營養療法。在我幫她仔細檢查急慢性過敏原、維生素D、以及各項抗氧化維生素、塑化劑之後，發現她對小麥、牛奶、鮭魚、雞蛋白嚴重過敏，而且她體內維生素D相當低，一般是三十ng／dl及格，她才九ng／dl。

加上她體內有多種塑化劑污染，後來經過過敏食物輪替，搭配營養醫學調理及塑化劑排毒，居然短短二個月發炎指數迅速下降，而且關節腫脹減少八成，皮膚過敏也幾乎不犯了，她的藥物只剩下一半劑量的抗組織胺。她回門診的時候告訴我：「在將過敏食物輪替之後，症狀在一個月內就有明顯改善。」這回連她的先生也嘖嘖稱奇，還跟她拿了我的書仔細研讀，認為營養醫學調理果然是有其道理的。

願每個受過敏困擾的人都能獲益良多

事實上，過敏以及自體免疫疾病雖然症狀不同，實驗診斷條件也不一樣，但是調理目標殊途同歸，就是要將免疫系統導向平衡，如果以西醫之免疫抑制藥物為唯一手段，則只能達到暫時壓抑免疫的過程，其結果還有可能因免疫力下降導致容易感染，甚至引發癌症的疑慮。

當然，目前還有許多單株抗體標靶藥物來調理免疫疾病，但是因為藥費昂貴，所以並不普及。其實我也是西醫，我之前也是西藥的奉行主義者，但是我目前以營養功能醫學來做過敏體質調理的經驗告訴我，西藥不是萬能，也不是萬萬不能，而是應該以宏觀整合的角度來看待過敏疾病，積極調理，這才是過敏體質治療之道。

本書甫出版就榮登博客來與金石堂書店暢銷榜，至今仍在暢銷榜長銷之列，再版不斷，為回饋廣大讀者的支持，特別為增訂版引言，作此二病例分享，相信深受過敏困擾的您，在看完本書之後，一定獲益良多。最後，我整理以下近年臨床上常見的問題，與有過敏困擾的你或你的家人分享。

劉博仁博士的抗過敏問題篇

Q1 父母親都有過敏體質，子女一定會有過敏疾病？

A：錯

雖然任何疾病都可能會遺傳，但是也有可能不被遺傳到，甚至即使自己有遺傳的過敏基因，也有可能透過後天調理，而降低過敏嚴重程度，或是讓原有的過敏體質不發作，這就是目前非常火紅的話題，叫做「表觀基因學」（epigenetics），透過後天的調理，而改變細胞內基因的表現，因而讓某些導致過敏或是發炎基因的開關被改變，降低過敏的發作。

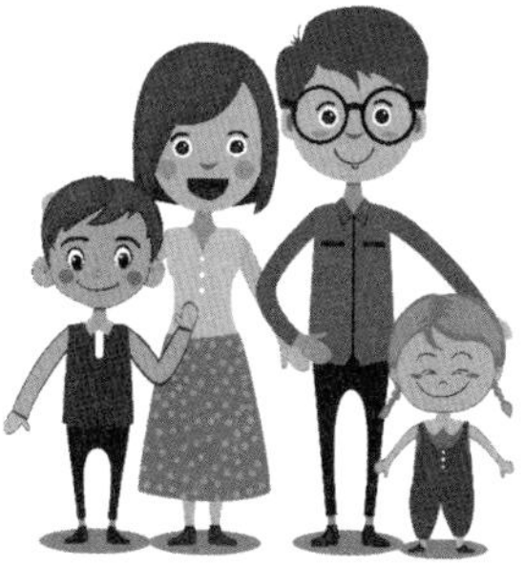

目前已知道，避開過敏原、均衡的飲食、避開人工食品添加物、降低污染物質的干擾、充足的睡眠、適度緩和的運動、改善自律神經失調、紓壓、營養醫學的調理、改善腸漏症（leaky gut syndrome）等，都是降低過敏疾病發作的健康飲食生活模式。

Q2 長期吃不會過敏的藥物，應該不會導致過敏吧？

A：錯

吃對身體不會有過敏反應的藥物，雖然短時間不會有過敏問題，但是，長期攝取某些藥物，卻可能會改變健康的腸道黏膜以及腸內的微生物菌叢，導致腸漏症，甚至是嚴重的「延遲性過敏」發作。

根據國衛院以及成大醫院的研究發現，嬰幼兒出生一年內服用抗生素，兩歲後罹患異位性皮膚炎、氣喘、過敏性鼻炎的風險，是沒有服用抗生素兒童的一•六一倍、一•三八倍及一•四一倍。此外，若出生一年內嬰幼兒服用解熱鎮痛劑（退燒藥），日後罹患異位性皮膚炎、氣喘、過敏性鼻炎的風險，是沒有服用解熱鎮痛劑的二•〇二倍、一•六六倍及一•七倍。

我臨床經驗也發現，經常靠藥物壓抑過敏的大朋友或小朋友，如果不採取健康的飲食生活模式，而只是靠藥物來壓抑過敏症狀，過敏的症狀幾乎會越來越嚴重。

Q3 長期鼻子過敏有可能會導致記憶力下降，影響工作或是學業表現？

A：對

長期鼻子過敏，會導致鼻腔下鼻甲肉的肥厚，或是鼻息肉的產生，因而造成經常性鼻塞。而睡眠時因為鼻塞造成張口呼吸，氣流經過軟顎及舌根，造成組織震動引起鼾聲，嚴重的人會產生「阻塞型睡眠呼吸中止症」。

如果睡眠時因為嚴重鼻塞或是合併肥胖、扁桃腺肥大、舌根腫大，造成每小時有超過五次以上的呼吸中止情形（每次停止時間超過十秒鐘），就稱為「阻塞型睡眠呼吸中止症」。當每小時中止次數大於三十次，就算是重度睡眠呼吸中止症了，這時腦中風、心肌梗塞、心律不整風險就增高了。

當然長期鼻過敏鼻塞，會造成經常性腦部缺氧、氧化壓力大、自由基累積、修復機制破壞、神經細胞髓鞘老化，記憶力以及統整力會逐漸受到影響，小朋友也會因為嚴重鼻過敏，造成學習力降低，整體表現力下降。

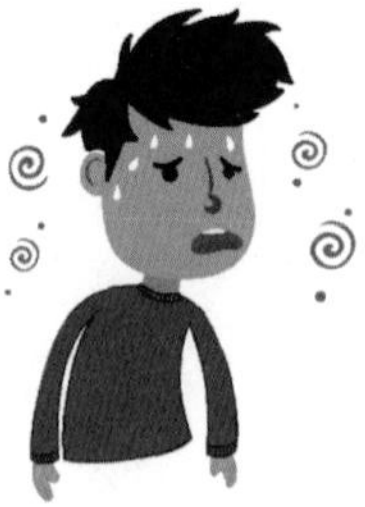

Q4 鼻子過敏的過敏原以寵物的貓毛或是狗毛最多？

A：錯

要避免過敏性鼻炎發作，首先必須先知道自己的過敏原是什麼。

許多人認為是動物的毛引發過敏，事實上，我曾統計過三千多例鼻過敏患者的檢測報告發現，引發國人鼻過敏的過敏原，由高到低依序為塵蟎（超過九〇％）、狗毛五〇％、德國蟑螂三四％、蝦子二四％、牛奶二〇％、螃蟹十九％、白色念珠菌十四％、大豆十一％、小麥十一％等，而對貓毛過敏的人約六％。

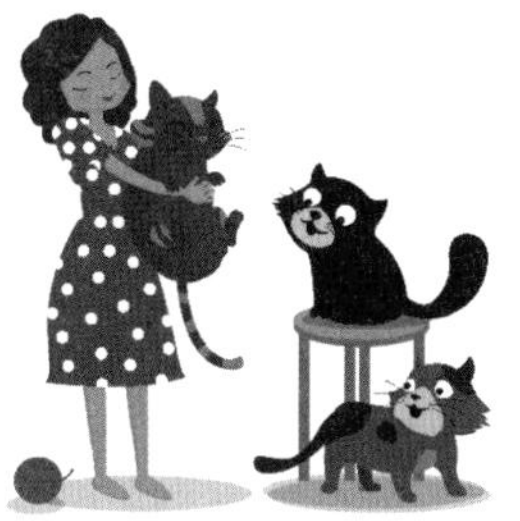

雖然，對狗毛或是貓毛過敏的比例不如塵蟎來得高，但是狗或是貓毛上面沾染的塵蟎一樣會造成鼻過敏。除此之外，菸，特別是二手菸、環境中的霧霾、廢氣污染，家中裝潢材料，甚至氣候溫濕度的變化，都應該特別注意。

Q5 醫師幫我檢測過敏原，結果發現雞蛋和小麥有慢性過敏，這些食物我一輩子都不能吃了嗎？

A：錯

接受「慢性」食物不耐檢測之後，報告會將檢測之食物不耐情形分為輕度、中度、重度來表示。「食物輪替法」的原則是輕度不耐的食物建議一個月不接觸，中度不耐食物二個月不接觸，重度食物不耐三個月不接觸。

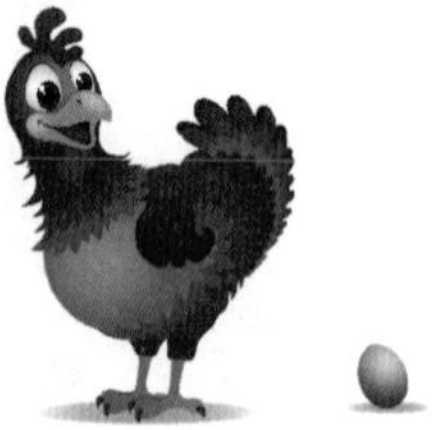

例如你對雞蛋蛋白呈現重度食物不耐時，先停止食用三個月，三個月後，可以逐漸恢復食用，頻率以一周食用一次為原則，並詳實記錄飲食日記。食用三至四周並未出現不適時，可以增加為每周兩次的頻率，但仍不建議提高到一周三次，因為這樣慢性過敏復發率會增加。一旦原來過敏症狀又出現時，則又必須停止該食物。

國外自然療法醫師更嚴格，建議重度不耐項目應該排除食用一年，中度不耐項目應該排除六個月，低度食物不耐應該排除一個月。但是如果是「急性」過敏檢測食物有過敏的話，則建議盡可能一輩子避免。

Q6 氣喘與鼻子過敏是不一樣的疾病，治療原則也不同？

A：錯

其實氣喘與過敏性鼻炎都是過敏原誘發組織器官的過敏反應，只是發生的部位不同，因此現在醫學界已經越來越認為，治療氣喘或是過敏性鼻炎一定要整體來調整。

根據流行病學研究資料指出，七八％的氣喘病人有鼻部症狀，三八％的過敏性鼻炎病人曾發生過氣喘，許多研究也確定了鼻炎和氣喘間的關連性。因此，早在十年前，我就開始注意鼻過敏患者是否有氣喘，氣喘患者鼻子是否過敏的狀況，也因此注意到以整合營養自然療法來調理氣喘的可能性。

Q7 我家小朋友想養寵物，聽說有毛的寵物比較會引起過敏反應？

A：對

寵物一般分為有毛及無毛寵物，有毛像是狗、貓、鼠、兔子、鳥等，無毛的就像是一般爬蟲類，當然有毛的寵物比較會誘發過敏原反應。

如果你是對這些有毛寵物過敏，可能是對牠們的唾液、皮脂腺、肛門腺體、尿液敏感。尤其是貓咪，牠所造成的過敏強度排名第一，其中貓的臉部更是最易導致過敏的區域。

研究發現，貓咪的唾液粒子小至〇•五至二•五微米，是超強過敏原！不但會飄在空氣中，也會附著在衣物、地毯、窗簾、寢具。更可怕的是，即使貓咪送出去，其所遺留的這些過敏物質會存留半年以上，久久不退。

如果你是過敏體質，又天天抱啊或親吻貓咪臉部的話，很容易誘發反覆氣喘發作。

還有，這些寵物的毛皮屑也是塵蟎食物來源，又加上貓狗食物及糞便也是蟑螂喜愛的食物，所以如果飼養這類寵物，環境又不注意的話，呼吸道在貓狗毛、塵蟎、蟑螂的持續刺激之下，其後果可想而知。

Q8 聽說新裝潢或是新傢俱所散發出的甲醛揮發物不但會致癌，也會導致過敏症狀加重？

A：對

一般新裝潢或是新傢俱所散發出的刺激味道，是含有甲醛樹脂的接合劑。它最主要是用在室內裝潢時的合板與

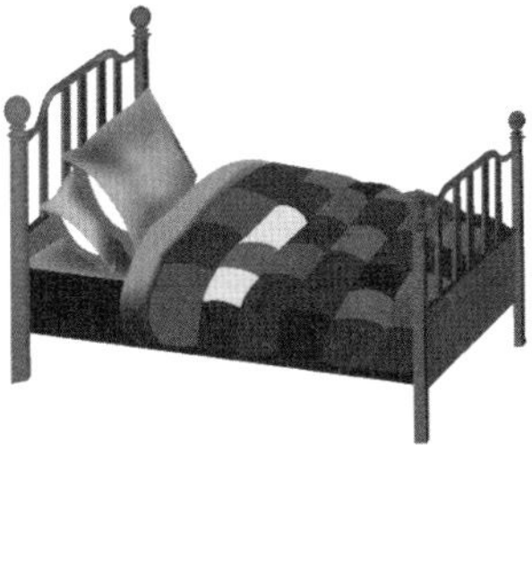

隔板黏著接合用，而產生出來的甲醛等揮發性有機物，不但會刺激皮膚及黏膜，還與鼻咽癌的發生有關。

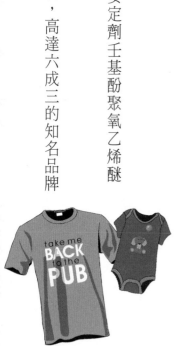

其實大家去家具廠、量販店買到的書桌、衣櫥、椅子、櫥櫃等，有時也會散發出強烈刺鼻味，久久不能散去，這大多數是甲醛惹的禍。由於甲醛不但與部分癌症有關，還會誘發並加重氣喘、皮膚過敏、過敏性結膜炎、過敏性鼻炎等過敏疾病，真的不可不慎。

Q9 新衣服剛買回家，迫不及待的穿上身，應該沒有什麼關係吧？

A：錯

新衣服可能含有高濃度的安定劑壬基酚聚氧乙烯醚（NPE）。

依據綠色和平組織調查發現，高達六成三的知名品牌

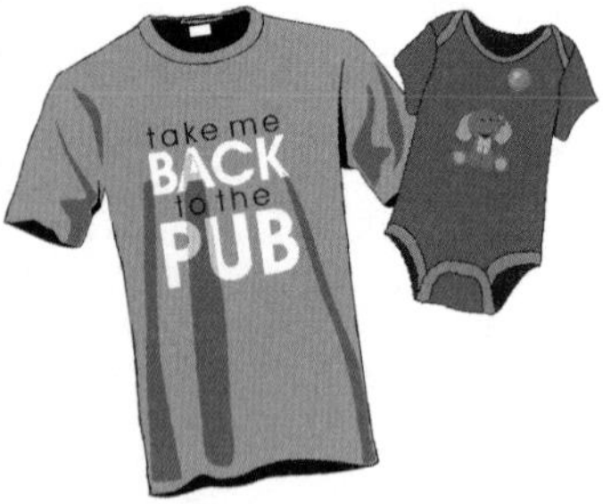

服飾含有NPE，而這種NPE是人類製造出來的化學物質，會分解成壬基酚（NP）。壬基酚不但具有生物累積性（會隨著暴露接觸而在體內肝腎等組織累積），而且會干擾內分泌系統，有可能造成睪丸癌、乳癌、子宮內膜癌等。除了新衣服，許多清潔劑中也都充斥壬基酚。因此，新衣服買回家最好先用環保清潔劑、清水清洗後再穿。

根據國外研究發現，新衣服清洗兩次可以減少九九%NPE的殘留，但是問題是這些洗衣後流入水溝的水，一樣會造成大環境水源的污染，造成魚蝦體內也有NPE，遺留給環境相當大的毒害。

Q10 皮膚過敏，應該跟腸胃毛病、脹氣、消化不良沒有關係？

A：錯

一般說來，在正常情況下，腸黏膜細胞必須緊密接合，還沒消化完全的大分子或是毒素，是無法穿越腸細胞進入血液中的。但若腸黏膜因為諸多因素，造成細胞與細胞間嚴密的保護網弱化，甚至出現空隙，或是滲透壓改變，使得我們吃進身體的食物大分子（尤其是蛋白質類），在沒有消化完全的情形下進入血液或是淋巴液中，這時就會出現所謂的「腸漏症」。

此時身體的免疫系統可能會採取一連串所謂的「保護機制」，進而對該食物分子產生抗體，如 IgE 或是 IgG4 抗體，而這免疫反應可能是急性過敏反應（如蕁麻疹、神經血管水腫、氣喘），或是慢性食物不耐反應（如慢性疲倦、慢性皮膚濕疹、頭痛、關節痠痛、肌膜炎、腸躁症等），更甚者可能產生自體抗體攻擊自己的組織，造成自體免疫疾病（如類風濕性關節炎、紅斑性狼瘡、乾燥症、硬皮症等），所以任何免疫系統疾病應該先從腸漏症來調理才是根本之道。

過敏，不一定靠藥醫【增訂版】

劉博仁醫師的營養療法奇蹟之❸

作　　者：劉博仁
特約編輯：凱　特
美術設計：陳瑀聲
插　　畫：劉素臻、洪祥閔、7號心偉

責任編輯：何　喬
社　　長：洪美華

出　　版：新自然主義
　　　　　幸福綠光股份有限公司
地　　址：台北市杭州南路一段63號9樓之1
電　　話：(02)2392-5338
傳　　真：(02)2392-5380
網　　址：www.thirdnature.com.tw
E-mail：reader@thirdnature.com.tw

印　　製：中原造像股份有限公司
初　　版：2014年1月
初版十刷：2016年4月
二版四刷：2022年9月

郵撥帳號：50130123 幸福綠光股份有限公司
定　　價：新台幣340元（平裝）

ISBN 978-986-96117-4-9

總 經 銷：聯合發行股份有限公司
　　　　　新北市新店區寶橋路235巷6弄6號2樓
電　　話：(02)29178022　傳真：(02)29156275
照片提供：典匠資訊股份有限公司

國家圖書館出版品預行編目資料

過敏，不一定靠藥醫：劉博仁醫師的營養
療法奇蹟之3 / 劉博仁著. -- 二版. -- 臺北市
: 新自然主義, 幸福綠光, 2018.04
　面；　公分
ISBN 978-986-96117-4-9(平裝)
1. 過敏性疾病 2. 營養

415.74　　107004101

新自然主義 讀者回函卡

書籍名稱：過敏，不一定靠藥醫

■ 請填寫後寄回，即刻成為新自然主義書友俱樂部會員，獨享很大很大的會員特價優惠（請看背面說明，歡迎推薦好友入會）

★ 如果您已經是會員，也請勾選填寫以下幾欄，以便內部改善參考，對您提供更貼心的服務

● 購書資訊來源：□逛書店 □報紙雜誌廣播 □親友介紹 □簡訊通知 □新自然主義書友 □相關網站

● 如何買到本書：□實體書店 □網路書店 □劃撥 □參與活動時 □其他

● 給本書作者或出版社的話：

■ 填寫後，請選擇最方便的方式寄回：

（1）傳真：02-23925380

（2）影印或剪下投入郵筒（免貼郵票）

（3）E-mail：reader@thirdnature.com.tw

（4）撥打02-23925338 分機16，專人代填

姓名：＿＿＿＿＿＿ 性別：□女 □男 生日：＿＿年＿＿月＿＿日

★ 我同意會員資料使用於出版品特惠及活動通知

手機：＿＿＿＿＿＿ 電話（白天）：（　）＿＿＿＿＿＿

傳真：（　）＿＿＿＿＿＿ E-mail：＿＿＿＿＿＿

聯絡地址：□□□□□ ＿＿＿＿縣（市）＿＿＿＿鄉鎮區（市）

＿＿＿＿路（街）＿＿段＿＿巷＿＿弄＿＿號＿＿樓之＿＿

年齡：□16歲以下 □17-28歲 □29-39歲 □40-49歲 □50~59歲 □60歲以上

學歷：□國中及以下 □高中職 □大學/大專 □碩士 □博士

職業：□學生 □軍公教 □服務業 □製造業 □金融業 □資訊業 □傳播 □農漁牧 □家管 □自由業 □退休 □其他

寄回本卡，掌握最新出版與活動訊息，享受最周到服務

加入新自然主義書友俱樂部，可獨享：

會員福利最超值

1. 購書優惠：即使只買1本，也可享受8折。消費滿500元免收運費。
2. 生 日 禮：生日當月購書，一律只要定價75折。
3. 社 慶 禮：每年社慶當月（3/1~3/31）單筆購書金額逾1000元，就送價值300元以上的精美禮物（贈品內容依網站公布為準）。
4. 即時驚喜回饋：（1）優先知道讀者優惠辦法及A好康活動
（2）提前接獲演講與活動通知
（3）率先得到新書新知訊息
（4）隨時收到最新的電子報

入會辦法最簡單

請撥打02-23925338分機16專人服務；或上網加入http://www.thirdnature.com.tw/

（請沿線對摺，免貼郵票寄回本公司）

□□□□□

姓名：

地址：＿＿＿＿市/縣＿＿＿＿鄉鎮/市區＿＿＿＿＿＿路/街＿＿＿＿段

＿＿＿＿巷＿＿＿＿弄＿＿＿＿號＿＿＿＿樓之＿＿＿＿

廣告回函
北區郵政管理局登記證 北台字03569號
免貼郵票

新自然主義

幸福綠光股份有限公司

GREEN FUTURES PUBLISHING CO., LTD.

地址：100 台北市杭州南路一段63號9樓
電話：(02)2392-5338　傳真：(02)2392-5380
出版：新自然主義・幸福綠光
劃撥帳號：50130123　戶名：幸福綠光股份有限公司